Carl-Auer

Meiner Mutter Helga
und
meiner Schwester Gisela

Ericksons Söhne

Georg Milzner

Hypnotherapeutische Konzepte
von Rossi, Gilligan und Yapko

2005

Carl-Auer-Systeme im Internet: **www.carl-auer.de**
Bitte fordern Sie unser Gesamtverzeichnis an:

Carl-Auer Verlag
Häusserstr. 14
69115 Heidelberg

Über alle Rechte der deutschen Ausgabe verfügt Carl-Auer-Systeme
Verlag und Verlagsbuchhandlung GmbH; Heidelberg
Fotomechanische Wiedergabe nur mit Genehmigung des Verlages
Satz u. Grafik: Drißner-Design u. DTP, Meßstetten
Umschlaggestaltung: Goebel/Riemer
Printed in the Netherlands
Druck und Bindung: Koninklijke Wöhrmann, Zutphen

Erste Auflage 2005
ISBN-13: 978-3-89670-482-5
ISBN-10: 3-89670-482-6

Die Deutsche Bibliothek verzeichnet diese Publikation
in der Deutschen Nationalbibliografie;
detaillierte bibliografische Daten sind im
Internet über http://dnb.ddb.de abrufbar.

Die Erstauflage dieses Buches erschien 1998 unter gleichem Titel
im Verlag Edition Rapport, Düsseldorf.

Inhalt

Danksagung

Die Sitte, zu Beginn eines Buchs jene zu würdigen, die neben dem Autor an seinem Zustandekommen Anteil haben, ist schön. Und ich habe auch den Wunsch, mich zum Einstieg bei denen zu bedanken, die dieses Projekt inspiriert, gefördert und begleitet haben. Dabei möchte ich mit meinem verstorbenen Vater beginnen, der als Internist mutig genug war, bereits zu einer Zeit Naturheilkunde zu betreiben, als man dafür nur Spott ernten konnte. Eine alte Neigung von ihm galt der Hypnose, die er zwar nie selbst ausübte, aber als Teil meiner Arbeit schätzte und nach Kräften unterstützte.

Ich hatte das Glück, Hypnotherapie gewissermaßen „aufsteigend“ zu lernen – beginnend mit der klassischen Hypnose nach J. H. Schultz, die ich 1985 vom Team der Burghof-Klinik gezeigt bekam. Dieter Gerd Hoff, dessen Assistent und späterer Praxiskollege ich dann wurde, ist mit seinen therapeutischen Innovationen ein wesentlicher Wegbereiter der modernen Hypnotherapie in Deutschland. Die zehnjährige gemeinsame Arbeit mit ihm und die vielen Diskussionen, die wir über die Eigenständigkeit der Hypnotherapie führten, haben dieses Buch immer wieder befruchtet. Alle Anstöße von David Cheek, Robert Dilts, Stephen Gilligan, Ernest Rossi und Michael Yapko, die ich teils lesend, teils schauend und teils diskutierend in Seminaren empfing, bauten später auf diesem Fundament auf.

Das vorliegende Buch verdankt viel den Diskussionen mit meinen Freunden und Kollegen Hartmud Brinkhaus und Ulrich Hegemann. Als erfahrene Hypnotherapeuten, die sowohl ermutigend, als auch – wo nötig – kritisch ihre Meinungen beitrugen, haben sie zum Gelingen der ersten wie der Neuauflage von Ericksons Söhne beigetragen. Weitere wichtige Anstöße gehen auf Michael Hübner und Wolfgang Lenk zurück. Von Dieter Schnocks, meinem Lehrer in der

Analytischen Psychologie C. G. Jungs, lernte ich nicht zuletzt auch, wie man das Schwere leicht machen kann, ohne dass es an „Gewicht“ verliert.

Dass Barbara von Bechtolsheim, die als Übersetzerin von Stephen Gilligan dessen Werk intensiv kennt, die Abschnitte über Gilligans Werk in der ersten Auflage inhaltlich überprüfte, ist für mich ein besonderer Glücksfall gewesen und hat dem Buch sehr genützt. Regina Pioch und Werner Eberwein haben dasselbe für die Kapitel über Michael Yapko und über Ernest Rossi übernommen und so dafür gesorgt, dass die entsprechenden Abschnitte so gut wurden, wie ich es vermochte.

Eine Montessori-Pädagogin zur Lektorin zu haben, kann nicht ohne Folgen bleiben. So hat Gisela Möllers mir in vielfältiger Weise dabei geholfen, das erste Manuskript in einen druckfähigen Zustand zu bringen. Für die Neuauflage danke ich besonders Ralf Holtzmann, Rita Niemann-Geiger und Beate Ch. Ulrich vom Carl-Auer Verlag, die sich auf unterschiedliche Art für das Manuskript einsetzten und deren Rückmeldungen mir halfen.

Meine ehemalige Frau Ruth kennt als Ärztin für Homöopathie das Gefühl, eine eher am Rand stehende Disziplin zu lieben und zu vertreten. Die vielen Abende, an denen wir diskutierten und sie sich geduldig meine theoretischen Entwürfe anhörte, sind in dieses Buch mit eingegangen.

Die Fragen meiner Kinder Antonia und Jakob sind mir unter all denen, die mir gestellt werden, die liebsten. Mir scheint, dass ein Buch wie dies vom Zusammenleben und der Auseinandersetzung mit Kindern in vielfältiger Weise profitiert – und daher will ich auch Lili und Michel Waehneldt nicht vergessen, denen begegnet zu sein mein Leben bereicherte.

Meine Lebensgefährtin Agnes Waehneldt hat als Musikerin einen sehr eigenen Zugang zu Trance-Phänomenen. Der Austausch, der mit ihr über meine Arbeit möglich ist, ist mir sehr wertvoll. Und es ist wohl auch kein Zufall, dass wir uns anlässlich einer Veranstaltung kennen lernten, bei der ich mit zwei aus Sibirien kommenden schamanischen HeilerInnen über Trance diskutieren sollte …

Vorwort von Bernhard Trenkle

Otto Fürst von Bismarck pflegte zu sagen: Je weniger die Leute davon wissen, wie Würste und Gesetze gemacht werden, desto besser schlafen sie.

Die erste Ausgabe dieses Buches hat mich vor vielen Jahren eine schlaflose Nacht gekostet. Anlässlich eines Workshops in Düsseldorf übernachtete ich in der dortigen MEG-Regionalstelle und fand in der Bibliothek meines Kollegen Michael Friedrich das Buch *Ericksons Söhne*. Den Autor kannte ich damals noch nicht.

Wenn Bismarck Recht hatte, dann kann man aus meiner schlaflosen Nacht schließen, dass ich beim Lesen vieles verstanden habe. Über Stunden war ich damals jedenfalls fasziniert von dieser guten Zusammenfassung der Konzepte dreier wichtiger Schüler Milton Ericksons. Dem Vorwort entnahm ich, dass Georg Milzner sie für eine Arbeitsgruppe von Kollegen zusammengefasst und vorgetragen hatte. Ich nehme an, dass diese Kollegen genauso zufrieden waren wie ich.

Die Konzepte Gilligans kannte ich gut, da ich schon Workshops für ihn organisiert hatte, die Arbeit von Yapko und Rossi war mir von vielen Kongressen und aus der Literatur vertraut. Es war vor allem die Zusammenfassung wichtiger Konzepte und Gedanken von Ernest Rossi, die mich in dieser Nacht lange beschäftigte. Rossi studierte seit Jahrzehnten neuropsychologische und psychoneuroimmunologische Fragestellungen, und von seinen Antworten ist bisher nur ein Teil ins Deutsche übersetzt. Manches war mir bis zu diesem Zeitpunkt unverständlich und verschlossen geblieben.

So war dieses Buch gleichzeitig ein wertvolles Repetitorium und an anderer Stelle eine aufschlussreiche Einführung. Dies war auch der Grund, warum ich es später dem Carl-Auer Verlag zur Publikation vorgeschlagen habe.

Rossi, Yapko und Gilligan erweitern ihre Variante Ericksonscher Hypnotherapie laufend, und diese Neuauflage wurde deshalb um neue Konzepte der drei Erickson-Schüler ergänzt. Einige ihrer Ideen fanden in der ansonsten hervorragenden Zusammenfassung keine Würdigung, so z. B. das überragende Kapitel zum Thema Konfusionstechniken in Steve Gilligans Buch *Therapeutische Trance*. Erickson betrachtete die Konfusionstechniken als einen seiner beiden wichtigsten Beiträge zur Technik moderner Hypnose, und das genannte Kapitel von Gilligan gilt als die brillanteste Fortentwicklung. Wer erleben möchte, wie es einem beim Lesen kleinere und größere Schleifen ins Gehirn dreht, sollte sich an diesem Text, der gerade wieder neu aufgelegt wurde, versuchen.

Erickson wollte keine eigene Schule gründen und meinte, dass jeder Patient ein Individuum sei, für das man ein eigenes Therapieverfahren erfinden müsse. Man findet schwerlich Worte des Meisters, mit denen man eine Schule oder gar „Kirche" gründen könnte. So hat er auch seine „Schüler" zur Eigenständigkeit aufgefordert. Seine Haltung gab die Erlaubnis, Ericksonsche Interventionstechniken sehr individuell in die eigene Arbeit zu integrieren.

Von daher gibt es natürlich eine Vielzahl mehr Söhne, Töchter, Halbgeschwister und Enkel als die drei Söhne, auf die sich Georg Milzner bezieht. Man muss dabei nur an Namen wie Jay Haley denken, der dem Erickson-Ansatz mit seinen Arbeiten zum Durchbruch verhalf. Wer jedoch einen Überblick über die Konzepte dreier der wichtigsten Erickson-Schüler sucht, ist mit diesem Buch bestens beraten. Gleichermaßen lässt es sich auch als Repetitorium nutzen, wenn man vor Jahren Literatur von diesen Kollegen studiert hat oder sie auch schon live auf Workshops erleben konnte.

Ich wünsche diesem kleinen Buch eine große Leserschaft.

Bernhard Trenkle
Januar 2005

Vorbemerkungen zur Neuausgabe

I.

Ein Fachbuch, ein Zusammenhang. Etwas, das entstehen soll und das der Autor begünstigen will. Wenn er Glück hat, entfaltet sein Buch eine Wirkung, „Mit-Wirkung“ natürlich zumeist, und der Zusammenhang verändert sich. Etwas Neues ist entstanden, eine veränderte Realität. Und das Buch hat sich überflüssig gemacht wie eine gute Therapeutin. Oder?

Vielleicht. Der Autor wird sich fragen, ob das, was entstand, denn mit dem übereinstimmt, was er begünstigen wollte. Und das Buch könnte sich, neu herausgebracht, auch mitwandeln, Schritt halten. Im Gegensatz zur guten Therapeutin, die warten kann, geht der Autor auf die Szene, auf die er Einfluss zu nehmen wünscht, ja zu …

Die Zusammenhänge, in denen das vorliegende Buch entstand, sind andere geworden, so viel ist richtig. Stephen Gilligan, Ernest Rossi und Michael Yapko sind inzwischen bekannte Figuren der Hypnotherapie in Deutschland geworden, jener Therapieform also, die wie keine zweite für Kreativität, Potenziale des Unbewussten und nicht zuletzt auch für jene Freiheit steht, die auf dem Sektor der Psychotherapie allmählich weniger wird.

Die Arbeit der drei Kollegen in eine Szenerie einzubetten, in der die Grenzen zwischen Natur- und Geisteswissenschaft partiell aufgehoben wurden und Hirnforschung sich mit Poetologie berühren konnte, das war 1998 ein Unterfangen, mit dem nicht zuletzt die Spannweite der Hypnotherapie gezeigt werden sollte. Wenn nun heute festzustellen ist, dass das hypnotherapeutische Feld an Boden gewann, dann lohnt es sich gewiss, auf der Höhe der Zeit das Sujet noch einmal genauer ins Auge zu fassen. Auch ist die Frage angebracht, was denn aus den – damaligen – Innovationen geworden ist. Und da muss es mal „Ja!“ heißen und mal „Tja …“.

II.

Aber zuvor ist noch etwas anderes zu klären, die Sache mit den Söhnen nämlich. In einem Titel, der nur Söhne nennt, steckt – keineswegs versteckt – eine Provokation. Ein amerikanischer 50er-Jahre-Roman konnte noch so heißen, aber ein Essay der Endneunziger? Dann doch wohl einer aus der Männer-Frauen-Kiste.

Ericksons Söhne, tja … Ein bisschen hat das tatsächlich was von einer Männer-Firma, Jacques Derrida nennt ja auch die Marxismus-Ideologen „Marx and Sons“ (2004). Die Frage, warum keine Töchter oder wenigstens neutraler „Kinder“ im Titel auftauchen, ist mir mehrfach gestellt worden, eigentlich nicht oft genug, wie mir scheint. Die Antwort, die ich zu geben hatte, war immer die, dass ich das Buch nach einer bestimmten Grundidee konzipierte, nämlich der, essayistisch zu bündeln, was die wichtigsten Erben Ericksons aus seinem Werk machten, und dies dann zu diskutieren. Und bei diesem Unternehmen kamen dann plötzlich (wie bei einem maskulinen Geburtsakt) nur Männer „heraus“…

Dennoch, der Begriff will bei aller Subjektivität gerechtfertigt sein. Ist das zum Beispiel unbeabsichtigt, wenn Jürgen Habermas (2003) in einer Erinnerung an die großen Psychoanalytiker der Nachkriegszeit erst nur Männer nennt und dann gnädig den Zusatz „zu denen natürlich auch Anna Freud gehörte“ (S. 46) anhängt (und eben damit dokumentiert, dass sie für ihn *nicht* dazugehört …)?

Der Begriff „Söhne“ wurde von mir gewählt, um zwei Merkmale der hier Dargestellten zu erfassen: Erstens entsprangen sie dem engen Kreis um Erickson, waren im tieferen Sinn des Wortes „Schüler“ (und nicht bloß einige von den vielen, vielen Hörerinnen und Hörern). Zweitens betrachten sie Ericksons Werk als ein Erbe, aus dem etwas gemacht werden muss. Diesen speziellen Aspekt hebe ich hervor, weil Darstellungen von Personen, die wohl Ericksons Werk weiterführen, aber – biblisch gesprochen – mit seinem Pfund nicht wuchern, einfach überflüssig wären.

Ob sich eine Frau als Ericksons „Tochter“ bezeichnen würde? Aber ja. Betty Alice Erickson allemal, die als renommierte Therapeutin in Dallas praktiziert, aber die ist eben des Meisters leibliche Tochter und betreibt Hypnotherapie à la Erickson. Andere? Maggie Phillips und Claire Frederick, deren Arbeit mit dissoziativen Störungen mich beeindruckt, haben mit Erickson wenig zu tun (vgl. Phillips

u. Frederick 2003). Und die legendäre Zahnärztin Kay Thompson („If you always do what you always did you will always get what you always got …") hätte wohl kaum den etwas ins Sentimentale spielenden Begriff „Tochter" benutzt, betonte sie doch stets, den alten, den autoritären Erickson noch kennen gelernt zu haben, anstelle des späteren, weich gespülten, permissiven.

Vielleicht ist in der Sohnes-Metapher auch ein alttestamentarischer Zug zu sehen (12 Söhne Jakobs)… Meine sehr persönliche Sichtweise einer, wie mir scheint, ausgeprägten Patriarchen-Struktur. Aber kein Erickson-Bashing nun nach dem jahrelangen Freud-Bashing, das wir so gut kennen. Die Schläge, wenn denn geschlagen werden muss, verdienen gegenwärtig andere … Beeindruckend vielleicht doch, dass Margrete Mitscherlich sich im Gespräch mit Alice Schwarzer (vgl. Schwarzer 2003) immer noch eine Freudianerin nennen kann, gerade weil sie an Freuds Grundentwürfen eines humanen und freieren Miteinanders festhält (und eben nicht an dem, was danach entstand).

III.

Gelegentlich wird versucht, eine „klassische" Psychoanalyse von dem zu unterscheiden, was vielleicht auch Psychoanalyse heißen mag, aber kaum mehr eine ist (vgl. Will 2003). Ob so etwas auch für die Erickson'sche Hypnotherapie möglich ist? Wohl kaum. Was wir uns angewöhnt haben, die „Ericksonianer" zu nennen (oder heute die „Post-Ericksonianer", müsste man sagen), erweist sich einerseits zwar als System, andererseits aber als eine Zone hoch individuell agierender Therapeutinnen und Therapeuten, die durch nichts weiter geeint sind als eben ihr Herkommen aus Ericksons Unterricht. Vielleicht versteht man dergleichen besser, wenn man andere Gruppen bemüht. In der Kunst zum Beispiel ist das assoziative Feld, in dem Leute zwar im Austausch miteinander arbeiten, aber nicht wirklich am selben Gegenstand, oft anhand von Generationen festgemacht worden (etwa Watson 1997).

Keineswegs sind in diesem Buch alle jene berücksichtigt worden, die sich selbst – und zu Recht gewiss – als Ericksons „Söhne" fühlen. Jeff Zeig fehlt, und Robert Dilts, der sich im Gespräch mit mir auch einmal als einen „Sohn" Ericksons bezeichnete, desgleichen (vgl. Milzner 1999a). Bei Letzterem ist das Weglassen leicht zu begründen, denn Dilts ist kein Hypnotherapeut, sondern definiert sich übers NLP, ebenso wie Judith DeLoizier, die ansonsten als innovative Erickson-Tochter zu nennen gewesen wäre.

Bei Zeig liegt der Fall anders. Er ist im Gegensatz zum auch theoretisch wuchernden Dilts vor allem ein Praktiker; vielleicht der einzige, auf den die Bezeichnung „Erickson'scher Hypnotherapeut" wirklich passt. Denn Zeig hat sich für die Rolle des Statthalters entschieden; er ist anstelle eines theoretischen Weiterentwicklers vor allem ein großer Lehrer und Exeget des Erickson'schen Werks. Hierüber zu schreiben hieße im Grunde, über Ericksons Werk zu referieren, und so gilt für Jeffs Arbeit die Devise: Erickson *lesen* und Jeffrey Zeig sehen.

Ich blättere in *Milton H. Erickson*, einem Buch, das Zeig zusammen mit Michael Munion (1999) verfasste. Rossi und Gilligan werden erwähnt, knapp. Diverse andere auch, näher dargestellt aber wird niemand, weil die Zielsetzung des Buchs vor allem eine Darstellung der von Erickson ausgehenden Impulse ist. Ein anderer bedeutsamer Abriss der post-ericksonschen Ära ist Walkers *Abenteuer Kommunikation* (1998), das seinen Schwerpunkt aber beim NLP setzt. Sieben Jahre nach dem ersten Erscheinen von *Ericksons Söhne* gibt es weiterhin kein Buch, das das Erbe der Ericksonianer in seiner Bedeutsamkeit für eine eigenständige Hypnotherapie diskutiert und zu anderen kulturellen Strömungen in Beziehung setzt. So ist wohl Platz für die neue Auflage von Ericksons Söhne, die hier vorliegt und zu zeigen versucht, was an Entwicklung geschah und geschieht.

IV.

Die Neuauflage von *Ericksons Söhne* ist anders; durch Ergänzungen sicher aktueller, manchmal aggressiver wohl auch. Alle haben sie ja auch ihre dunklen Zonen, die Dargestellten und textlich Umkreisten ebenso wie der Autor … Gilligan, der, wie er selbst einräumt, früher einmal zu viel trank. Yapko, bei dem ich manchmal etwas keck dachte, er sollte es tun. Rossi endlich, bei dem die Nischenexistenz die Grenze zur Isolation zu streifen scheint. Mehr als früher nimmt das Buch Rossi, Yapko und Gilligan vor allem zum Anlass, um die Weite des Feldes sichtbar zu machen; eines Feldes, das es – positiv alttestamentarisch diesmal – vielfältig zu bestellen gilt.

Aus dem Schüler wird der Erbe, aus dem Erben der Neugestalter, der wählt, was er brauchen kann. Ich kenne alle drei Genannte mehr oder weniger gut, einer von ihnen nannte sich einmal meinen Freund, und natürlich entwickeln sich Eindrücke, so wie sich auch der Eindruck von einem ganzen Feld entwickelt (und ich will gar nicht leugnen, dass meine Neigung immer mehr dem Neuen gilt, das zu kämpfen hat, als dem, was da routiniert wird und gemütlich). *Ericksons Söhne* wird „Work in Progress" bleiben. Ein kreatives Projekt zu neuen Figuren der Hypnotherapie, die neben realen Personen auch Denkfiguren und therapeutische Figuren sind. Große Entwürfe wie Jaspers' *Allgemeine Psychopathologie* (1913), bei der die verschiedenen Auflagen um einige hundert Seiten voneinander abwichen, machen mutig und ermuntern auch, sich an ihrem Beispiel frech zu bedienen, während man sich in der lustvollen Vorstellung wiegt, irgendwie in derselben Liga zu spielen …

Es sind, um die Eingangssätze aufzunehmen, gerade die neuen Zusammenhänge, vor denen sich hypnotherapeutische Figuren beweisen oder eben nicht beweisen. Gegenseitig lässt sich beobachten, dass Forscher das Politische aus ihrem jeweils eigenen Blickwinkel neu betrachten (vgl. etwa Linke 2003a; Virilio 2004). Daher soll auch für solche Erweiterungen in einem Dauerwerk, das mit den Zusammenhängen wächst, Platz sein – etwa dort, wo es um die Genforschung geht. Und möge die Frage „Warum nur Söhne?" noch oft gestellt werden.

Vorbemerkung zur Erstausgabe

Erickson, könnte man sagen, ist so etwas wie der Picasso der Hypnotherapie. Man kann, wenn man psychotherapeutisch arbeiten will, hinter ihn nicht mehr zurück, ebenso wenig wie ein Künstler so tun kann, als hätte es Picasso nicht gegeben. Wie Picasso polarisiert Erickson, obwohl er nun schon eine ganze Weile tot ist, und man kann in ihm (wie in Picasso) das Genie, womöglich gar eine Art Zen-Meister sehen, oder aber (wie in Picasso) einen Bluffer, der Menschen wie Spielsteine manipulierte. Letztendlich haben der Therapeut wie der Maler auf eine nicht zu überschauende Menge von Lernenden befruchtend gewirkt, wobei Picasso freilich sich niemals als Lehrer verstand, während Erickson PsychologInnen, ÄrztInnen und ZahnärztInnen in seinen Seminaren fortbildete. Einige dieser ehemaligen Schüler lehren und demonstrieren heute, auf dem Erickson'schen Erbe aufbauend, ihre eigenen Beiträge zur Hypnotherapie – wobei „Beiträge" hier in einem umfassenderen Sinn zu verstehen ist. Drei dieser Beiträge werden im vorliegenden Buch dargestellt, diskutiert und vor dem Hintergrund benachbarter Wissenschaften – etwa der Gedächtnispsychologie, der Hirnforschung, der Philosophie oder der Verhaltensbiologie – verglichen.

Die Idee zu diesem Buch geht zurück auf eine kleine Reihe von Referaten, die ich für die Regionalgruppe Münster der Deutschen Gesellschaft für Hypnose e. V. ausgearbeitet hatte, und in denen ich die Ideen Stephen Gilligans und Michael Yapkos, zweier der bedeutendsten Erickson-Schüler, vorstellte. Es zeichnete sich damals bereits ab, dass das Werk dieser beiden zu umfangreich und in seinen Implikationen zu weitführend ist, um es „einfach so" im Kopf behalten zu können. Auch die kurzen schriftlichen Überblicke, die ich verteilt hatte, enthielten nur Bruchstücke und waren, wie mir schien, unbefriedigend. Daher machte ich mich an das Schreiben einer einführenden Diskussion von Gilligans und Yapkos Werk, die ausführlicher als ein knapper Überblick und zugleich knapper als ein Lehrbuch sein sollte, und die vor allem für diejenigen Kolleginnen und Kollegen gedacht war, die die Zeit nicht aufbrachten, dicke Bücher und amerikanische Artikel zu lesen, aber sich trotzdem Einblick wünschten. Diese Einführung – vermehrt um das Werk Ernest Rossis, der in meinen Augen den dritten großen Beitrag zur „Post-Erickson-Ära" schuf – liegt hier nun vor.

Nicht alles in den hier dargestellten Theoriegebilden war klar, eindeutig und widerspruchsfrei. Daher habe ich, wo es mir nötig erschien, interpretierend ausgeholfen. Wenn eine mir wichtig erscheinende Fragestellung von den Autoren nur angerissen wurde, dann habe ich sie fortentwickelt und auf ihre Konsequenzen hin untersucht. Wo Theorien mir inhaltlich wichtig vorkamen, es aber seitens der Autoren an Beispielen fehlte, habe ich Beispiele aus meiner eigenen Arbeit aufgeführt, die die Theorie illustrieren. Und gelegentlich stellte ich den Bezug her zu anderen Theorien, die im Bereich der Psychotherapie, der Philosophie, der Biologie und der Neurowissenschaften „im Schwange" sind. Daher balanciert der Text zwischen praktischer Hilfe und theoretischer Überlegung, und es ist nicht unwahrscheinlich, dass er TheoretikerInnen gelegentlich zu erfahrungs- und zu beispielbezogen erscheint, während PraktikerInnen an manchen Stellen zu viel Zitat und Reflexion finden. Eine Rechtfertigung dafür mag sein, dass der Text auch geschrieben wurde, um PraktikerInnen Argumente und TheoretikerInnen Beispiele zu liefern. Dabei ist stets wichtig, im Auge zu behalten, dass alle dargestellten Ansätze „Work in Progress" sind. Niemand kann heute sagen, was von Gilligan, Yapko, Rossi und anderen noch zu erwarten ist – ob sie in dreißig Jahren als Genies gefeiert werden oder schon vergessen sind. In jedem Fall aber werden sie Impulse geliefert haben, die für das Fortkommen der Hypnotherapie unverzichtbar waren und unsere heutige Praxis bereichern.

Es versteht sich von selbst, dass die Darstellungen der therapeutischen Innovationen auf den folgenden Seiten immer auch zugleich Interpretationen sind. Es dürfte kaum möglich sein, eine umfassende Theorie eindeutig richtig wiederzugeben. Je reicher ein theoretischer Vorstoß ist, desto vielfältiger kann er ausgelegt werden. So ist davon auszugehen, dass andere „Kenner" der Modelle von Gilligan,

Yapko und Rossi auch andere Akzente in der Wiedergabe dieser Modelle setzen würden und dass theoretisch beschlagene Leser die fehlende Diskussion mancher Wissenschaftszweige, von denen ich nichts verstehe, beklagen werden. Immerhin habe ich versucht, wesentliche Fragen, die sich für hypnotherapeutische Praktiker stellen, auf vielfältige Weise zu beleuchten. Die wichtigsten der so untersuchten Fragen sind:

1. Was macht die Eigenständigkeit der Hypnotherapie aus im Unterschied zu anderen Therapieformen?
2. Als was kann das Unbewusste verstanden werden?
3. Wie kann man Hypnotherapie naturwissenschaftlich begründen?
4. Sind hypnotische Erfahrungen wahre Erfahrungen?
5. Wie steht Hypnotherapie zum Spirituellen?

Wir werden diesen Fragen im Verlauf des Textes immer wieder begegnen und so nach und nach zu einem Mosaik von Teilantworten gelangen, welche zusammen dann ein Gesamtbild ergeben. Dieses Bild wird aber kaum früheren Therapiemodellen mit ihrer theoretischen Geschlossenheit gleichen. Ein Konzept nach Art der Verhaltenstherapie oder der Transaktionsanalyse, welches einem klaren Theoriegebilde verpflichtet wäre und aus diesem therapeutische Schritte ableitete, würde angesichts der Vielfalt hypnotherapeutischer Modelle eine zu große Reduktion bedeuten, um sinnvoll zu sein. Stattdessen ist im Zeitalter der zersplitternden Systeme, in dem es schwer fällt, noch an Wahrheiten zu glauben, das Verschränken unterschiedlicher Erklärungen und Ansätze zu einer harmonischen Vielfalt angemessen; einer Sinfonie gewissermaßen, welche angenehm zu hören ist, obwohl alle etwas anderes spielen.

Abschließend einige Worte noch zur Art der Darstellung. Um die neuen Ansätze der Hypnotherapie nicht nur abstrakt zu erörtern, sondern sie auch gewissermaßen in Fühlbares, Schmeckbares, Riechbares zu überführen, habe ich immer auch ein Stückchen Biografie und ein Stückchen persönlich erlebter Wirkung der hier Aufgelisteten mitgeteilt. Wenn ich dabei gelegentlich von „Stephen“ oder „Michael“ spreche, so soll damit nicht ausgedrückt werden, dass ich die betreffende Person intim kenne. Tatsächlich habe ich Stephen

Gilligan mehrfach und Ernest Rossi einmal, Michael Yapko aber niemals zum Lehrer gehabt. Mein Changieren zwischen der Benutzung des Vornamens und der des Nachnamens ist vielmehr eine Methode, die ich in einer früheren Arbeit über Pasolini (Milzner 1995) schon einmal benutzt habe, um zwischen der öffentlichen Figur und dem darunter liegenden Menschen zu unterscheiden. Diese Unterscheidung macht auch hier Sinn angesichts der Tatsache, dass Gilligan, Yapko und Rossi keinen Zweifel daran lassen, dass persönliche Aspekte entschieden an der Formulierung ihrer Ideen beteiligt sind. Theorie im mathematisch-philosophischen Sinn darf überdies schwebend, enthoben sein; ja, sie muss es oftmals geradezu sein. Aber Psychotherapie-Theorie, um diese zu begreifen, dazu ist immer auch ein Stück Leben erforderlich – Leben derer, die die neuen Ansätze schufen, und Leben derer, die nun von ihnen zehren.

Teil I: Die Beziehungsrituale des Stephen G. Gilligan

Einstieg: Momentaufnahmen einer Person

Erste Eindrücke sind manchmal ambivalent. Als ich Stephen Gilligan zum ersten Mal erlebte, da erschien er mir mit seinem braunroten, damals halblangen Haar und dem vielen Witzereißen eher wie ein fröhlicher Erzieher in einem Kindergarten als wie der gewiefte Therapeut und kenntnisreiche Theoretiker, als der er sich dann erwies. In den folgenden Stunden kamen dann noch andere, mitunter widersprüchliche Eindrücke hinzu. Ein ernsthafter Eklektiker, der die Weisheiten des Dalai Lama über uns ausstreute. Ein Teilnehmender am Leiden der anderen, der die Dichte des therapeutischen Kontakts in einer Weise vorlebte, dass man glauben konnte, er verschmelze gelegentlich mit seinen Klientinnen oder Klienten. Ein Trickser dann wieder, der über den Wert des Marxismus sprach und erst allmählich durchblicken ließ, dass er „seinen" Marxismus auf die Marx-Brothers gründete, und nicht auf den Philosophen des Kommunismus. Schlussendlich und immer wieder eine charakteristische Mimik, die – schmaler, plötzlich zu Lachen aufbrechender Mund und ein intensiver, wasserfarbener Blick – an den Filmregisseur Kenneth Branagh erinnert.

Gilligan gibt sich als ein Mensch zu erkennen, dem die Tiefe des Kontakts zu anderen Menschen ungewöhnlich viel bedeutet. Sein Erzählen ist gekennzeichnet von Verweisen auf die Familie; den trunksüchtigen Vater, der den kleinen Stephen verprügelte, oder die Tochter Zoe, die Pferde liebte und später Fußball und für die er Videokassetten mit Fernsehserien der 50er-Jahre ausleihen ging. Daneben gibt es Anekdoten aus der eigenen Hippiezeit, sowie Verweise auf die irische Abstammung. Banal? Nun, was bei anderen vielleicht als eine Anhäufung von Banalitäten erschiene, das wirkt bei Gilligan weder aufdringlich noch peinlich, sondern ist Teil seines vom persönlichen Kontakt und dem biografischen Bezug gekennzeichneten Vermittlungsstils.

Zu Beginn seiner Laufbahn – wenn man eine Laufbahn von da an datieren will, wo die Berufsausbildung und -ausübung ihren Anfang nehmen – fand man Stephen in der Gruppe derer, die später als die Begründer des NLP berühmt wurden. Man nannte sie „The group of six". Die weiteren fünf Mitglieder der Gruppe waren Richard Bandler, John Grinder, Robert Dilts, Judith DeLoizier und Leslie Cameron-Bandler. Diese Gruppe verließ er, um sich neu zu orientieren. Heute, nach etwa zwanzig Jahren, ist Stephen in die „NLP-Szene" zurückgekehrt, freilich nun nicht als Neurolinguistischer Programmierer, sondern als Hypnotherapeut, der an der von Robert Dilts und Judith DeLoizier begründeten NLP-University in Santa Cruz seine Kurse gibt.

Der für die therapeutische Entwicklung Gilligans wesentlichste Kontakt ist natürlich der zu Milton H. Erickson gewesen, den Gilligan, wie er erzählt, lange wie einen Vater empfunden hat. Stephen gelangte zu Erickson, als er sich in einer tiefen persönlichen Krise befand und nachdem er gerade einen Suizidversuch hinter sich gebracht hatte. Es muss wie eine Erweckung für ihn gewesen sein, in den Kreis des bereits legendären Therapeuten berufen zu werden. Gefordert fand er sich dort, aber auch beschirmt; infrage gestellt, aber zugleich mit der Weisheit eines großen Alten gefüttert. Wie Gilligan beschreibt, begann er im Schatten Ericksons allmählich zu wachsen und sich seiner persönlichen Möglichkeiten bewusst zu werden. Andererseits wurde ihm zunehmend deutlich, dass er in Ericksons Nähe immer nur Nachwuchs bleiben würde. Nietzsche hat geschrieben, man vergelte es seinem Lehrer schlecht, wenn man immer nur sein Schüler bleibe. Diese Devise hat Stephen, obwohl er sie nicht kannte, so doch beherzigt, denn nach und nach begann er sich aus dem Schatten seines Meisters herauszuarbeiten. Erst die Ablösung von der Vaterfigur machte den Weg dafür frei, eigenen klinischen Impulsen nachzugehen.

Wie viel Veränderung Gilligan in seiner „Schule" bei Erickson erfuhr, kann man ermessen, wenn man sich vergegenwärtigt, dass er ursprünglich als Experimentalpsychologe ausgebildet worden war. Seine wissenschaftliche Herkunft war die Stanford-Universität, an der er seine Dissertation über das Thema „Effects of emotional intensity on learning" verfasst hatte (Gilligan 1983.) Als Experimentalpsychologe ausgebildet, wusste er von den Themen, mit denen sich der Arzt Erickson beschäftigte, zumindest theoretisch mehr als dieser. So muss es den, wie man aus seinen Schriften ersehen kann, durchaus eitlen jungen Stephen hart angekommen sein, diese seine Ausbildung beständig infrage stellen zu lassen.

Gelegentlich ist eine Abschlussarbeit wegweisend für das, was nach ihr kommt. *Therapeutische Trance,* das erste Buch Gilligans (engl. 1987, deutsch 1991), welches ihn schlagartig einem weiteren Publikum bekannt machte, erweckt an manchen Stellen den Eindruck, der Wissenschaftler Gilligan habe mit seinem Dissertationsthema bereits das Thema benannt, das ihn fortan beschäftigen sollte. Gilligan führt nämlich in die Erickson'sche Hypnotherapie das „Prinzip Kooperation" ein, das man als eine besondere Form des Rapports auffassen kann. Nach Gilligans Ansicht ist eine Therapie, die nicht auf echtem Zusammenwirken von Therapeut und Klient beruht, zum Scheitern verurteilt. Mancher wird sagen, dies sei eigentlich selbstverständlich, doch für Erickson war es das keineswegs. Seine Fallgeschichten lassen vielmehr oft erkennen, wie Erickson Menschen zur Veränderung führte, obwohl keine Übereinkunft zwischen ihm und den entsprechenden Personen bestand. Paul Watzlawick würde von einer Manipulation im Sinne des Patienten sprechen (vgl. auch Watzlawick 1985). Eine Kooperation ist dies aber kaum, und so besteht Gilligans erster wesentlicher Impuls darin, die Ideen der humanistischen Psychologie, vor allem die von Carl Rogers, in die Hypnotherapie einzuführen.

Formen der Hypnose

Gilligan beginnt seine Definition des kooperativen Prinzips, indem er drei Hypnoseformen voneinander unterscheidet und von einem autoritären, einem standardisierten und einem kooperativen Hypnoseansatz spricht. Was ist mit diesen Begriffen gemeint?

Der autoritäre Ansatz der Hypnose ist nach Gilligan jener, der in Shows zum Amüsement und zur Demonstration von Macht verwandt wird. Für ihn sind einige wesentliche Annahmen typisch:

- Die Person wird als „tabula rasa" aufgefasst; als etwas Leeres also, das mit Suggestionen gefüllt werden kann,

- der Hypnotiseur oder – bei diesem Ansatz deutlich seltener – die Hypnotiseurin verfügt über einen besonders starken Willen, mit dem sie andere zu etwas bringen kann,
- der hypnotische Kontakt wird über Macht definiert,
- es gibt eine Vorstellung davon, dass KlientInnen Widerstand gegen die hypnotische Beeinflussung zeigen können und dass man dies verhindern muss.

In dem zuletzt genannten Widerstandskonzept wird besonders deutlich, dass bei der autoritären Hypnose zwischen Hypnotisierenden und KlientInnen eine Art Kampf tobt, den Therapierende vermöge ihrer persönlichen Kraft gewinnen können, sollen und wollen. Es ist ein Modell, das in psychoanalytisch geprägten Therapieformen eine große Rolle spielt, wo es gewöhnlich signalisiert, dass PatientInnen sich gegen Selbsterkenntnis wehren und an einem „Selbstirrtum" festhalten wollen. Es ist auch diejenige Überzeugung, die sich in den Köpfen von PatientInnen teils hartnäckig hält und dort eine verständliche Widerstandsbereitschaft erzeugt, die – kennten sie das Konzept Ericksons vom Widerstand – sich sehr schnell erledigen würde. Erickson nämlich ging bei Widerstand seitens der Patienten von einem Therapiefehler aus. Gilligan, sanfter, unterstellt bei Widerstand eine „nichtangepasste Kommunikation".

Das Konzept vom Widerstand signalisiert, dass autoritäre Hypnose keineswegs – wie Gilligan manchmal suggeriert – nur in Diskotheken und zur Animation praktiziert wird. Vielmehr ist darin leicht dasjenige Bild von Hypnose zu erkennen, das bis heute die Fantasie vieler KlientInnen anregt und das natürlich auch im klinischen Feld bedeutsam ist. Bühnenhypnose im allerweitesten Sinn, freilich mit hohem klinischem Anspruch, betrieb ja auch Charcot, wenn er in der Salpetrière so genannte hysterische Frauen in Trance versetzte. Eingehende Schilderungen davon hat der Arzt und Schriftsteller Axel Munthe (1931) in seinen Lebenserinnerungen gegeben, eine kritische Würdigung findet sich bei dem Medizinhistoriker Andreas Mayer (2003). Auch zeigen sich Teile dieses Bildes noch in der Hypnose, die J. H. Schultz praktizierte. Letztendlich tritt das autoritäre Konzept immer dann in Erscheinung, wenn etwas „weghypnotisiert" werden soll, jemand zum Beispiel nicht mehr rauchen, trinken, spielen oder Süßigkeiten essen soll. Insofern müssen wir das autoritäre

Hypnosemodell ernst nehmen, denn es spielt therapeutisch nach wie vor eine nicht geringe Rolle.

Auch das standardisierte Hypnosekonzept ist therapeutisch bedeutsam, prägt aber, obwohl von vielen Fachleuten vertreten, die öffentliche Meinung nur in geringem Maß. Seine Vertreter glauben, eine Trance entstehe in trancebegabten Personen zwangsläufig dann, wenn sie von Therapeutin oder Therapeut vermittels bestimmter Techniken dazu angeleitet würden. Kriterien zur Definition einer Trance, verbunden mit dem Anspruch, Trancefähigkeit durch Imaginationsfähigkeit zu steigern, begleiten diese Annahme. Ein Beispiel für die Arbeitsweise nach dem standardisierten Ansatz wäre etwa der Versuch Ernest Hilgards (1965), Trance anhand fünf verschiedener Merkmale (erhöhte Suggestibilität, veränderte Verteilung der Aufmerksamkeit, vermehrtes Vorstellungsvermögen, erhöhte Toleranz für dauerhafte Realitätsverzerrungen sowie Bereitschaft zum Rollenverhalten) zu bestimmen.

Verglichen mit dem autoritären Ansatz, der die Kraft einer einzigen Person, nämlich des Hypnotiseurs, für Trance verantwortlich macht, bedeutet der standardisierte Ansatz das andere Extrem. Ihm anzuhängen bedeutet zu glauben, es habe nichts mit der Persönlichkeit eines Hypnotiseurs, alles hingegen mit korrekter Anwendung von Technik und dem Trancetalent des Hypnotisanden zu tun, ob er hypnotisiert wird oder nicht.

Gilligan bewertet das standardisierte Konzept von Hypnose nicht ganz, aber immerhin fast so abfällig wie das autoritäre. Kritische Punkte liegen für ihn auf der Hand: Beziehungsaspekte, Motivation, individuelle Phänomene werden vernachlässigt zugunsten von Techniken, Training und grob verallgemeinerten Trancemerkmalen. Dagegen könnte man einwenden, dass es dem standardisierten Ansatz mit seinen Definitionen und Hypothesen mehr als jeder sonstigen Überzeugungsarbeit gelingen kann, Hypnose für skeptische Gemüter akzeptabel zu machen. Denn im Gegensatz zu dem, was Gilligan den „autoritären" Ansatz nennt und was auf eine Art von Magie hinausläuft, ist der standardisierte Ansatz streng wissenschaftlich in einem naturwissenschaftlichen, an der Newton'schen Physik orientierten Sinn. So ist sein hauptsächliches Feld auch nicht mehr die Bühne, weder die der Diskotheken noch die der Krankenhäuser, sondern vielmehr das Labor, nämlich das der Psychologischen Institute, an denen ihn so namhafte Forscher wie Weitzenhoffer, Hilgard und Gheorghiu vertraten.

Auf dem Feld der Praxis schöpft, so Gilligan, weder der autoritäre, noch der standardisierte Ansatz die Möglichkeiten hypnotherapeutischen Heilens aus. Dies tut erst der kooperative Ansatz, jene Haltung, die sich für Gilligan aus der Arbeit Milton Ericksons ergibt. Ihr Hauptmerkmal ist, dass die Therapeutin oder der Therapeut sich ganz auf seine PatientInnen einstellt, auf ihre Sprechweise, ihre Körperhaltung, ihren Atem, auf ihr Denksystem und ihre Erwartungen an die Therapie sowie auf ihre spezifischen Arten zu fühlen. Freilich belässt man es nicht bei einer Fixation auf das System von Patientinnen und Patienten, denn dies allein würde nicht heilen. Aus dem Einschwingen heraus versucht man nämlich, das innere System des Klienten mit neuen Mustern anzureichern. Eine Metapher Gilligans besagt, der kooperative Hypnotherapeut gleiche einem Musiklehrer, welcher sein Instrument ganz auf das der Schülerinnen und Schüler stimme, zunächst deren bevorzugte Melodie mitspiele, dann allmählich eigene Töne einwerfe, dies langsam steigere, bis schließlich die Melodie sich wandle …

Neben dem Sich-auf-andere-Einstellen spielt im kooperativen Prinzip der Trancebegriff eine wichtige Rolle, welcher sich freilich, von allen Definitionen des standardisierten Hypnoseansatzes gelöst, nahezu zu erübrigen scheint, geht Gilligan doch davon aus, jede Person bilde die ihr gemäße Form von Trance aus. Alles Festlegen von unbedingt notwendigen Merkmalen einer Trance behindere, so Gilligan, diesen Prozess. Kritiker werden an dieser Stelle erklären, das führe zur Beliebigkeit sowie zu einem inflationären Verwenden des Begriffs „Trance", sodass dann letztendlich niemand mehr wisse, was damit gemeint sei. Eine Kritik dieser Art hat André Weitzenhoffer (1994) formuliert. Er erläutert, dass traditionelle Hypnose und standardisierte Hypnose prinzipiell ein und dasselbe seien, letztere lediglich die Forschungsvariante der ersteren, nicht mehr. „Offen gesagt", so Weitzenhoffer, „sehe ich keinen Grund, warum die Verwendung standardisierter Induktionen, Tests und anderer Verfahren gleich zur Bildung einer neuen Kategorie führen muss" (ebd., S. 14).

Es ist erstaunlich, dass Weitzenhoffer, dem gewöhnlich eine eher wissenschaftliche Auffassung von Hypnose attestiert wird, den von

Gilligan „autoritär" genannten, traditionellen Hypnosebegriff trotz der harschen Kritik daran für sich in Anspruch nimmt. Allerdings lässt das obige Zitat auch die Lesart zu, dass Weitzenhoffer nicht völlig durchschaute, dass Gilligan die innere Haltung der Hypnotisierenden zum wesentlichen Unterscheidungskriterium nimmt, nichts sonst. Und da bedeutet es in der Tat allerhand, ob man Tests benutzt, die von einem festen Trancebegriff ausgehen, oder ob man dem therapeutischen Kontakt ganz das Feld überlässt. Umgekehrt hat Weitzenhoffer wohl insofern Recht, als man mit einem standardisierten Hypnosebegriff forschen und zugleich in traditionell suggestiver, symptombezogener Weise therapeutisch arbeiten kann.

Die interpersonale Trance

Gilligan nimmt an, dass jeder leidende Mensch im Grunde gesunden will. Modelle wie das vom „sekundären Krankheitsgewinn", der darin besteht, dass eine Person auf den sozialen Nutzen nicht verzichten will, den ihr die Krankheit bietet, spielen in seinen Theorien keine Rolle. Daher kann das Bild von Klienten, welches Gilligan zeichnet, frei bleiben von Groll oder von negativen Suggestionen, wie man sie aus der Psychosomatik kennt, wo man gelegentlich Sätze hören kann wie: „Die Patientin will nicht gesund werden, sie müsste ja dann auf all die Aufmerksamkeit verzichten, die sie in ihrer Familie bekommt."

Wenn aber diese Zuschreibungen unnütz sein sollen – wie erklärt sich dann die Aufrechterhaltung einer Störung? Gilligan gibt auf diese Frage eine einfache, aus der Trancetheorie abgeleitete Antwort: Jede Person will gesunden, dauerhaft Leidende sind jedoch in einer negativen Trance gebunden, in der immerfort dieselben Prozesse ablaufen – sodass bei aller Sehnsucht nach Veränderung trotzdem immer dasselbe passiert. Eine Möglichkeit, diese verhängnisvolle Situation zu verändern, besteht darin, die „Symptomtrance" zu stören – ein Verfahren, das wir in Teil II als „Musterdurchbrechung" kennen lernen werden, wenn es um Michael Yapkos innovative Depressionstherapie geht. Eine andere Methode besteht in der Nutzung von „interpersonalen Trancen".

Interpersonale Trance lässt sich als eine besondere Form des Rapports begreifen. Sie ist mehr als die „gleichschwebende Aufmerksamkeit", welche Freud empfahl, geht auch über die Einfühlung ins Gegenüber hinaus, die Rogers so wichtig war, hat jedoch mit beiden gewisse Merkmale gemeinsam. Mit der Einfühlung ins Gegenüber korrespondiert ein intensives Einstimmen auf die „Grundmelodie" des Gegenübers. Zur gleichschwebenden Aufmerksamkeit passen das gelassene Erwarten des Kommenden, der Verzicht auf Protokolle sowie das Vertrauen ins Unbewusste, von dem Freud annahm, dass es sich das Wichtige einer therapeutischen Sitzung ohnehin merken werde.

Was über Freuds und Rogers Konzepte hinausgeht, das ist die Vorstellung, dass einer zwischenmenschlichen Trance heilende Kräfte innewohnen. Dieser vielleicht etwas verblasen klingende Ausdruck verweist auf die mit unserem wissenschaftlichen Denken nicht ganz vereinbare Annahme, dass ein tiefer Kontakt zwischen zwei Personen aus dem, was „zwischen diesen beiden" ist, das meiste herausholt. Anders ausgedrückt: Therapeut und Patient werden in der interpersonalen Trance jeweils so optimiert, dass sie zu lösungsorientierten Prozessen besonders fähig sind. Schon Abraham Maslow hatte darauf hingewiesen, dass jeder „Ich-du-Beziehung" ein besonderes Erkenntnispotenzial innewohnt (1977). Milton H. Erickson arbeitete nach eigenem Bekunden oft mit intuitiver, aus der therapeutischen Beziehung gewonnener Erkenntnis, wohl wissend, dass er sie nicht begründen konnte. „Aber", rief er dem damals noch skeptischeren Gilligan in einem Gespräch an den Kopf, „es funktioniert!" (zitiert nach Gilligan 1991, S. 109).

Dass man bei der Therapie mit interpersonalen Trancen niemals weiß, was geheilt hat und warum, das ist Schwäche und Stärke dieser Arbeitsweise zugleich. Gegenüber Dritten, Institutionen gar, werden Begründung und Rechtfertigung natürlich erschwert, die Rede von Mystizismus und Scharlatanerie scheint nahe. Man muss daher genauer hinschauen und versuchen herauszufinden, was hinter diesem Konzept steckt und inwieweit es trägt. Immerhin benutzt Gilligan Techniken, die eine interpersonale Trance erleichtern sollen (so etwa das Aufeinander-Einstellen durch intensiven Augenkontakt, das so genannte Weichwerden der Augen, bei dem das Gegenüber verschwimmt, sowie die Festigung und Zentrierung in der eigenen Körpermitte), und das klingt nach handfesten Überlegungen. Andererseits – benutzen nicht auch Gurus Techniken? Was ist wirklich an Substanz in dem neuen Konzept enthalten? Kann man es überprüfen? Wäre es, einige Übung vorausgesetzt, jedem Therapeuten möglich, eine interpersonale Trance wirken zu lassen?

Einige Überlegungen Ken Wilbers (1996a) helfen hier vielleicht weiter. Wilber glaubt, dass höhere menschliche Potenziale, wie sie sich in der Meditation offenbaren, grundsätzlich von jedem Menschen erfahren werden können, der genügend Übung auf sich nimmt. Die Erfahrung der „Leere" etwa, von der die Zen-Meister sprechen, deckt sich nach Wilbers Einschätzung mit den Beschreibungen, welche die Mystiker und frühe abendländische Philosophen von Zuständen höherer Inspiration lieferten. Daraus folgert Wilber, dass die naturwissenschaftlich-experimentelle Denkweise hier weiter gültig bleiben kann, obwohl es um spezielles Wissen geht, das Training voraussetzt. Unter einem Mikroskop einen Zellverband zu erkennen, so sein Argument, setze ebenfalls Übung und Belehrung voraus. Dann jedoch sei es für jeden, der zwei Augen im Kopf habe, möglich. Ebenso verhalte es sich mit meditativen Erfahrungen, welche der allgemeinen Erfahrung grundsätzlich zugänglich seien, sofern die Forschenden nur bereit wären, einige Schulung auf sich zu nehmen. Keinesfalls könne hier daher – wie manche Verführer es tun – von besonderer Begabung oder gar von Auserwähltsein gesprochen werden.

Wenden wir die Ideen Wilbers auf Gilligans Erläuterungen über die interpersonale Trance an, so erscheinen sie umgehend weniger verklärt. Hypnotherapeutinnen und -therapeuten kennen das Phänomen, selbst in leichte Trance zu gehen, wenn sie konzentriert mit KlientInnen arbeiten. Der Schweizer Kinderarzt und Hypnotherapeut Thomas Gysin gab einmal in einem seiner Workshops folgende Aufgabe: Die Teilnehmenden sollten sich in Zweiergruppen zusammensetzen. Jeweils einer sollte ein persönliches Problem schildern, und der oder die Zuhörende war aufgefordert, ohne vorheriges Überlegen, gewissermaßen aus dem „hohlen Bauch", dazu eine heilsame Geschichte zu erzählen. Märchen, Kurzgeschichte, Fabel, das galt gleich. Gefordert war einzig das spontane Erzählen mit einem inneren Bezug zum gehörten Problem.

Die von Gysin gestellte Aufgabe verlangt geradezu von den Zuhörenden, in Trance zu gehen, denn anders ist das Wahrnehmen und Strukturieren des Problems so, dass es hinterher kreativ variiert werden kann, kaum möglich. Rationales Erfassen, gar Schematisieren würde vor dem kreativen Prozess eine erneute Verwandlung, eine Aufhebung der rationalen Struktur erfordern, denn wo eingeordnet wird, da wird die Zone des Schöpferischen verlassen. Nur mithilfe einer Trance ist es möglich, eine passende, das Problem zugleich packende und doch darüber hinausführende Geschichte zu erfinden.

Trotz dieser Ausführungen mag es für Experimentalpsychologen heikel sein zuzugestehen, dass interpersonale Trancen heilende Potenziale aktivieren. Wie aber, wenn wir statt von „heilenden Potenzialen“ (was nicht Gilligans Ausdruck ist, aber einer von ihm sein könnte) von „verbesserter Problemlösefähigkeit“ sprächen? Dann würden wir fragen, ob womöglich die so genannte interpersonale Trance intuitive, rechtshemisphärische Möglichkeiten angeregt und so zu einer Erweiterung des verfügbaren Problemlösepotenzials beigetragen hat. Freilich würden wir hinzufügen, dass nun eine umso größere Notwendigkeit für rationale Kontrolle bestünde, denn die Hirnfunktionen sind einander nicht wirklich überlegen, sie decken nur Verschiedenes ab. C. G. Jung hat in seinen Gesprächen oft betont, dass allem Unbewussten immer die bewusste Ergänzung an die Seite gestellt werden müsse, und aus der neueren Hirnforschung wissen wir, dass die rechte Hirnhemisphäre nicht nur ganzheitlicher denkt, sondern auch eine Tendenz zum Totalitären hat (vgl. Jung 1986; Linke 2003b).

Poesie und Psychotherapie

Gilligan zitiert in seinen Publikationen viele Kolleginnen und Kollegen, darunter auch Klassiker der Psychotherapie. Oft aber sind es auch Dichter, auf die er sich beruft, zum Beispiel James Joyce („My great irish ancestor!“) und T. S. Eliot. Man mag diese Nähe zur Dichtung auf Gilligans irische Wurzeln zurückführen – in Irland hat Poesie eine andere, eine gewissermaßen archaische Bedeutung, und Gedichte erscheinen in ihrer Vitalität als dem Leben abgetrotzt. Sich literarisch auszurichten hat andererseits auch Tradition in der Psychotherapie, verwiesen doch Freud, Adler oder Moreno immer wieder auf literarische Vorläufer ihres Werks. In jüngster Zeit ist außerdem eine Diskussion darüber entbrannt, ob die Psychoanalyse nicht ein vor allem literarisches Verfahren sei (vgl. etwa Lorenz 1996). Literarisch arbeitende Analytiker wie Paul Parin (1992) scheinen diese Idee zu bestätigen. Welche Verflechtung mag es sein, die psychotherapeutisch Tätige das Unexakte, Wuchernde der Literatur suchen lässt?

Eine mögliche Erklärung wäre diese: Jede Psychotherapie-Theorie banalisiert auf ihre Weise die Vielfalt des Lebens. Aktuelle Probleme sind dann, wie Lowen lehrt, eine Folge zurückgehaltener Gefühle. Kunst ist, wie bei Freud, sublimierte Sexualität. Das Leiden an der Welt, frei nach Ellis, eine Folge falschen Denkens. Einerseits ist diese Vereinfachung nützlich, denn der Therapeut braucht Modelle, anhand derer er Veränderung herbeiführen kann. Andererseits ist sie problematisch, denn der Klient wird einer Sichtweise zugeführt, die wie ein Filter nur bestimmte Partikel aus dem Weltganzen herausfischt. Sensible TherapeutInnen wissen das natürlich – und entsprechend stark wird ihre Sehnsucht danach, die Phänomene der Welt wieder naiv als Phänomene anschauen und in ihrer Fülle darstellen zu können. Oder, wie Gilligan es ausdrückt: Leben und Therapie zu re-poetisieren.

Re-Poetisierung? Ja, doch. Dass das Leben selbst ein dichterisches, kreatives Unterfangen sei, diese Idee ist infolge eindimensionaler Betrachtungsweisen in der Psychotherapie (das unselige „Woher kommt das?"-Modell, dem dann nur Antworten gelingen wie: „Es liegt an seiner Mutter") kaum vorhanden. Da uns das Mysteriöse fasziniert, aber auch erschreckt und Kontrolle dann unser Begehr ist, macht dies auch Sinn, aber ein unverzaubertes, ein zauberarmes, ein Leben gänzlich ohne Zauber ist die Folge.

Ein Poet, sagt die französische Literaturwissenschaftlerin Madeleine Chapsal, ist „der öffentliche Schreiber der ganzen Schöpfung" (1989, S. 171). Gedichte, so der Psychoanalytiker Ulrich Moser, sind „Mikrowelten" und damit komplex (vgl. Moser 1997). Ein Wissenschaftler mag sich an der Poesie stoßen, weil sie (scheinbar) unklar, (auf den ersten Blick) regellos und (wie es aussieht) ohne klare Aussagen daherkommt. Dagegen lässt sich einwenden, dass der (von Gilligan zitierte) Physiker Niels Bohr erklärte, es gebe zwei Arten von Wahrheit: Im Fall einer einfachen Wahrheit sei das Gegenteil von „richtig" stets „falsch". Bei höheren Wahrheiten dagegen sei das Gegenteil von „richtig" „auch richtig". Diese Weite der Wahrnehmung, welche uns TherapeutInnen, die wir Ergebnisse vorlegen wollen, in unserer Arbeit oft verwehrt bleiben muss, fass- und fühlbar zu machen, vermag Literatur. In Jean-Luc Godards Science-Fiction-Film *Lemmy Caution gegen Alphaville* wird ein Agent von einer Maschine gefragt, welche Kraft die Nacht zum Tag mache. Das seelenlose Gerät erwartet eine banale Antwort (etwa: „Elektrizität" oder „ein Lichtschalter"), und es gerät außer Fassung, als Lemmy Caution zur Antwort gibt: „Die Poesie."

Indem Gilligan die Poesie in die Psychotherapie zurückgibt – nicht, um sie dort zu analysieren, sondern um sie Hefe sein zu lassen, die den Therapie-Teig zum Quellen bringt –, gibt er also menschlichen Erfahrungen den Zauber wieder, den sie in der Analyse allzu leicht verlieren. Und indem die Erlebnisse wieder zu Stücken der Poesie werden, bekommen sie einen akzeptableren Charakter – ungefähr so, wie in einem schönen Stück Literatur ja auch Grässliches steht, das Grässliche aber durch die Schönheit der Darstellung und die Tiefe, die ihm dort verliehen wird, leichter hinnehmbar erscheint.

Viktor Frankl als Leitbild? Das Spirituelle und die Sinngebung

Neben den Klassikern der Psychotherapie und der Dichtung zitiert Gilligan auch religiöse Figuren und Leitpersonen aus der Mystik. Selbst vor Anleihen beim Bodhisattva, der Inkarnation des Buddha, schreckt er nicht zurück, auf den sich vor ihm explizit nur AutorInnen der Beat Generation, etwa Jack Kerouac, Gary Snyder und Allen Ginsberg, bezogen hatten. Dazu gehört Mut, denn im therapeutisch-wissenschaftlichen Diskurs gilt – Capra hin, Grof her – die Zone des Spirituellen nach wie vor als dubios.

Einen im Geist der Aufklärung groß gewordenen Psychologen muss Stephens demütige Haltung gegenüber den Wirrnissen der Welt denn auch befremden. Was soll man davon halten, wenn einer empfiehlt, man solle sich dem Leben öffnen und sagen: „Komm, Leben, und gebrauche mich nach deinem Willen." Spinnt der? Ist er ein abgedrehter Freak, der besser in die Stille ginge, als sich vor Publikum zu produzieren? Oder verfügt er über Weisheit, wo andere noch Bildung sammeln – wäre er am Ende in der Lage, die spirituell verarmte Psychotherapie wieder zu „be-seelen"? Kann er vielleicht Ähnliches leisten wie Viktor Frankl, der verstorbene Schöpfer der Logotherapie, der für Gilligan einer der Helden unserer Zeit ist? Es lohnt sich, angesichts dieser Fragestellung noch ein wenig bei diesem Mann zu verweilen, der vor über fünfzig Jahren angetreten war, die Psychotherapie anstelle des analytischen Fragens nach dem Woher der Probleme wieder mit der finalen Frage nach dem Sinn zu versehen.

Viktor Frankl, der mit seiner „Logotherapie" die so genannte dritte Wiener Schule der Psychotherapie – neben der Freud'schen und der Adler'schen – begründete, geht davon aus, dass ein wesentlicher Anteil an den neurotischen Störungen unserer Zeit der Mangel an Sinn ist, den Menschen empfinden. Oft ist an Ereignissen nichts zu verändern, sie geschehen eben. Jedoch kann, so Frankl, die Einstellung zu dem Erlebten sich wandeln und ihm damit eine andere Bedeutung geben.

Diese Überlegungen scheinen nahe an dem zu sein, was HypnotherapeutInnen als „Reframing" kennen. Frankl meint jedoch noch etwas anderes, denn beim Reframing gibt es, wie Bandler und Grinder (1985) suggerierten, durchaus eine Beliebigkeit der Interpretation. Eher steht Frankls Überlegung in der Nachfolge Nietzsches, welcher einst lehrte, man müsse lernen, sein Schicksal zu lieben. Unter der Annahme des persönlichen Schicksals und seines besonderen Sinns kann, wie Frankl glaubt, ein Mensch leiden und trotzdem mit sich und der Welt im Reinen sein. Leidet er auf diese Weise, dann leidet er nicht mehr neurotisch.

Frankl, der unter anderem das Konzentrationslager durchlitt und über diese Erlebnisse ein viel beachtetes Buch schrieb (Frankl 1977), lässt sich als eine weitere Sonne begreifen, unter der die Früchte von Stephen Gilligans Überlegungen nachreifen. Frankl ist in den Vereinigten Staaten extrem populär, wofür – wie Josef Rattner (1990) kritisch bemerkte – nicht zuletzt beigetragen hat, dass er Religion und Psychotherapie nicht trennt. Auch schreckt er vor Kitsch nicht zurück, um die Aussagekraft seiner Grundpositionen zu belegen. Diese Grundpositionen sind also nicht grundlos so populär geworden. Sie entsprechen einem Bedürfnis nach einer sinnvollen Position im Weltganzen – einem Bedürfnis, das vermutlich jeder Mensch hat. Gilligan, der sich ebenfalls mystisch ausdrückt und auch vor kitschigen Sentenzen nicht zurückscheut, vertritt eindringlich eine Position, nach der HypnotherapeutInnen keine Scheu haben sollten, auch scheinbar banale Dinge pathetisch zu betonen.

Selbstbeziehungspsychotherapie

Manchmal könnte es erscheinen, als vertrete Gilligan eine rein aufs „Höhere" gerichtete, dem Biologischen entfremdete Psychologie. Dieser Eindruck wäre sicher falsch. Vielmehr unterscheidet er zwei Energieformen, denen er deutsche Namen gibt: „Essen"-Energie und „Fressen"-Energie. „Essen"-Energie ist die kultivierte Variante von „Fressen"-Energie. Sie mag schöner erscheinen, aber verzichten kann man auf ihren derberen Ursprung nicht. Vielmehr muss man zu ihm wie auch zu allen anderen Teilen seiner selbst die richtige Beziehung, den richtigen „Draht" finden. Den Weg hierzu weist Gilligan in seiner „Self-Relations Psychotherapy", welche er in den letzten Jahren entwickelt und in seinem zweiten Buch *The courage to love*, 1997 dargelegt hat. (Die deutsche Übersetzung von Barbara von Bechtolsheim – Gilligan 1999 – beeindruckt beim Lesen nicht zuletzt durch die Ausgewogenheit in der Geschlechterbenennung: Kapitelweise wechselnd ist es mal „der Therapeut", der hier etwas tut, und dann wieder „die Therapeutin".) Die „Selbstbeziehungspsychotherapie" ist womöglich das Charakteristischste an seinem Werk, und sie führt, vor allem was die Integration von Persönlichkeitstheorie in die Hypnotherapie angeht, auch am weitesten.

Als HypnotherapeutInnen sind wir gewohnt, das „Unbewusste" als eine zentrale Instanz anzusehen, welche uns ausbalanciert und leitet. Bei dieser Sichtweise kann gelegentlich die Rolle des Bewusstseins ins Hintertreffen geraten. Doch Gilligan legt – wie vor ihm C. G. Jung – Wert auf die Polarität zwischen bewusstem und unbewusstem Selbst. Er sieht im Gegensatz zu vielen seiner Kollegen das Unbewusste nicht als die Schlüsselfunktion an, die im Menschen liegt (vgl. hierzu Gilligan 1995a). Vielmehr spricht er vom „relational self", einem „Beziehungsselbst", in dem Bewusstes und Unbewusstes gleichermaßen aufgehoben sind und ihre Polarität nicht mehr schadet, sondern nützt. Innerhalb der Person gilt also dieselbe Devise wie für den therapeutischen Umgang mit anderen: „Wandle die konkurrierende in eine kooperative Beziehung um" (Gilligan 1988, S. 28). Der Weg zu diesem „Beziehungsselbst" führt vor allem über eine meditative Zentrierung auf die Körpermitte, die man auch als eine besondere Form der Selbsthypnose ansehen kann.

Nahezu alle Kulturen kennen die Konzentration auf einen Punkt in der Mitte des Körpers. Man kennt diesen Punkt in Japan als Hara, bei den Sufis als Kath, und bei uns hat das Autogene Training die Aufmerksamkeit auf das „Sonnengeflecht“ gelenkt, jenes nussgroße Nervengeflecht in der Tiefe der Magengrube, welches, so viel wir wissen, vor allem vegetative Prozesse steuert. Neuerdings weist auch die Neurophysiologie der Körpermitte wichtige mentale Verarbeitungsfunktionen zu, seitdem nämlich entdeckt wurde, dass sich im Dünndarm Peptide finden lassen, deren Vorkommen bisher ausschließlich aufs Gehirn beschränkt schien. Der Ausdruck „aus dem Bauch heraus“ bekommt vor diesem Hintergrund eine ganz andere Bedeutung. Stand er früher für ein Handeln aus Laune oder Affekt heraus, so wird er vielleicht bald bedeuten, dass ein Mensch sich der „zweiten Intelligenzebene“ bedient, über die er jenseits seiner „Kopf-Klugheit“ verfügt.

Grundregeln der Selbstbeziehung

Gilligan nimmt an, dass es in jeder Persönlichkeit neben dem vertrauten „Selbst“ („self“) noch andere „Selbste“ („selves“) gibt, die auf das Fühlen, Denken und Tun Einfluss nehmen. Oft werden sie als „Störungen“ wirksam, d. h., sie behindern unseren gewohnten Lebensrhythmus, welcher sich unter anderem auf die implizite Überzeugung gründet, wir seien in der Lage, unsere Gefühle zu kontrollieren (für Gilligan eine Extremform des Kapitalismus – Gefühle *haben* zu wollen). Der Versuch, diese Störungen zu ignorieren, etwa, weil einem die eigene Vielfalt unheimlich ist, fruchtet nicht, denn er bedeutet zum einen eine Missachtung wesentlicher persönlicher Züge, und zum anderen hat jede Störung, wie wir gesehen haben, den Charakter einer immerfort wiederkehrenden Trance, die nicht abgewiesen werden kann und nur veränderbar ist dadurch, dass man in ihr arbeitet oder aber etwas in sie hineingibt. Wir sind also nach Gilligan nicht in der Lage, Gefühle als unser Eigentum, vielleicht könnte man sagen: unsere persönliche Hervorbringung, zu behandeln, wie es die kognitive Therapie empfiehlt, wenn dort gesagt wird, jedes Gefühl sei ein Produkt von einem Ereignis und einer Denkweise und könne durch Änderung der Letzteren verwandelt werden. Gilligan geht statt dessen eher von Bildern aus, wie sie in der humanistischen Psychologie gelehrt werden, und schreibt den „Selbsten“ mit ihrer emotionalen Kraft eine Autonomie vom Denken zu.

Wie kann nun mit einem „Selbst", das sich immerfort meldet und Probleme schafft, verfahren werden? Hierfür gibt Gilligan verschiedene Hinweise, die wir in ein Modell integrieren können. Zunächst nimmt er an, dass es „Selbste" unterschiedlichen Alters und unterschiedlicher Reifegrade gibt, ähnlich wie es die „Ego-State-Therapie" von John und Helen Watkins unterstellt (vgl. auch Watkins u. Watkins 2003). Es ist zum Beispiel möglich, dass sich in einer immer wiederkehrenden, angstbeladenen Trance ein frühes Trauma zeigt. Das Kind, das ich war, bin ich im entsprechenden „Selbst" immer noch. Dieses „Selbst", das auf der entsprechenden Altersstufe hilflos kreist und auf Rettung hofft, kann mit dem Rest meiner Person nur über Symptombildung Kontakt aufnehmen. (Wobei der Ausdruck „Symptom" hier im Grunde schon falsch erscheint, denn jede Symptomatik ist in erster Linie ein Ereignis, ein Notstand, eine ungestillte Bedürftigkeit.) Um die Symptomtrance aufzulösen und mit dem entsprechenden „Selbst" therapeutisch zu arbeiten, kann ich in ein anderes, reiferes „Selbst" hineingehen und von hier aus zu dem verwundeten eine Beziehung herstellen. Ein erwachsenes „Selbst" kann sich zu dem verängstigten hinwenden und es an seinen Erfahrungsschätzen, seinen Möglichkeiten des Trostes Anteil nehmen lassen, um so genau das zu bewirken, was seinerzeit nicht möglich war, als das „Selbst" aus einer Kränkung heraus ein autonomer Zustand wurde, der wie ein „Fliegender Holländer" in der Seele kreist und nach Erlösung sucht.

Therapie im Sinne der „Self-Relations Psychology" hat zwei Aufgaben: „Selbste", welche vernachlässigt wurden, müssen wieder wahrgenommen und respektiert werden, was dazu führt, dass ihre Kräfte der Gesamtpersönlichkeit wieder zufließen können. Gilligan bezeichnet solche Teile der Person als „neglected selves" („zurückgewiesene Selbste") oder als „shadow selves" („Schattenselbste") – ein Ausdruck, der Assoziationen an den Jung'schen Begriff des „Schattens" weckt, jenen Teil der Persönlichkeit, von dem wir besonders inständig wünschen, er gehöre nicht zu uns, und den wir gleichwohl für eine gelingende Individuation anerkennen und integrieren müssen (vgl. Gilligan 1995b). „Shadow selves", so unangenehm sie erscheinen mögen, haben eine den Menschen fördern wollende Intention, sie sind wesentlicher Bestandteil der Person, denen aber der Respekt versagt blieb.

Anders verhält es sich mit so genannten „aliens“. Sie stammen, wie der Name bereits andeutet, nicht aus der Person selbst, sondern stießen von außen her als etwas Fremdes in sie hinein oder wurden ihr eingepflanzt. Unter „aliens“ kann man sich harmlosere Dinge vorstellen wie etwa Werbebotschaften, welche ein Bedürfnis implantieren, das später oft nur mühsam als Implantat zu erkennen ist. Aber auch Schlimmeres wie die Aufforderung, alle, die eine andere Hautfarbe haben, zu hassen, kann ein „alien“ sein. Dabei spielt es im Übrigen keine Rolle, wie stark eine Person sich aktuell mit dem „alien“ identifiziert. Man kann ja sehr wohl dahin gelangen, dass man glaubt, ohne eine bestimmte Whisky-Marke nicht mehr glücklich sein zu können. Doch keine noch so starke Irritation macht den „alien“ wirklich zu etwas, was zur Person gehört – er ist und bleibt etwas von außen Kommendes, dessen Zielrichtung nicht die ist zu fördern, sondern Möglichkeiten einzudämmen und Lebenskraft zu schwächen. Infolgedessen besteht, ihn betreffend, das Therapieziel auch nicht im Integrieren, sondern im Externalisieren, einer Art psychischem Rausschmiss, der die Folge der Erkenntnis ist, der „alien“ gehöre nicht ins System und behindere dessen Entfaltung.

Ein psychisches Immunsystem

Gilligan vergleicht, inspiriert von Robert Dilts, suggerierte Bedürfnisse gelegentlich mit Viren, die dem Organismus nicht wohl wollen, sondern ihn besetzen und ausnutzen. Spinnen wir diesen Vergleich weiter, so ist die hypnotherapeutische Arbeit auch mit der eines Immunsystems zu vergleichen, oder, subtiler, mit einer das „psychische Immunsystem“ stärkenden Arbeit. Ein Mensch, dessen psychisches Immunsystem ganz auf der Höhe ist, lebt weitgehend resistent gegenüber schlimmeren Gedankenviren. Manche können in ihn eindringen, und er führt kurz Krieg gegen sie – eine Art seelischer Schnupfen. Gegen andere, schwerere, wappnet er sich, indem er seine Konstitution stärkt. Ein Mensch mit gesundem psychischem Immunsystem erkennt also leicht, was nicht zu ihm gehört, wohingegen die „Selbste“, die er in sich spürt, wahrgenommen und akzeptiert werden. Bei diesem Bild einer intakten Persönlichkeit werden Analogien zur humanistischen Psychologie leicht erkennbar, insofern auch dort davon ausgegangen wird, der gesunde Mensch sei grundsätzlich in der Lage, seine echten Bedürfnisse von künstlichen zu unterscheiden und das, was er in sich selber findet, als sein Inneres zu würdigen, ohne es zu bekriegen.

Der Fluss der Seele und des Lebens

Oft verwendet Gilligan die „Fluss"-Metapher, wenn er auf seelische Prozesse zu sprechen kommt. Diese Metapher, die in der antiken europäischen wie in der asiatischen Philosophie eine gewichtige Rolle spielt und auch in Hermann Hesses *Siddharta*, einem Kultbuch der amerikanischen Hippies, Bedeutung hat, führt im therapeutischen Kontext zu neuen Inspirationen.

Im Aikido, einer fernöstlichen Kampfsportart, auf deren philosophischen Hintergrund Gilligan sich bezieht, heißt es, die Seele durchströme den Menschen nach Art eines Flusses und der Mensch fühle sich eins mit diesem Fluss. Diese Einheitswahrnehmung hat etwas damit zu tun, dass der Mensch den Fluss als Fluss nimmt und nicht als Summe einzelner Tropfen oder als eine Aneinanderreihung von Kubikmetern Wasser, die hintereinander herströmen. Der Fluss ist Fluss, die Seele Seele, der Mensch mit ihr eins. In dem Moment, wo wir nur auf ein Stück Fluss (= ein Stück Seele) schauen, ändert sich das Empfinden. Das Angeschaute wird nun als Gesondertes betrachtet, als fremd. Handelt es sich dabei um ein unangenehmes Gefühl, Eifersucht zum Beispiel, so wird die Wahrnehmung nun die werden, die Eifersucht führe ein Eigenleben und störe in uns. Sie sei zu groß, zu breit, zu sperrig, und sie behindere unsere Entwicklung. Tatsächlich entspringt dieser Eindruck bloß dem Schauen-auf-die-eine-Stelle, und er wäre leicht korrigierbar dadurch, dass der Blick wieder das Fließen des Stromes, seine ruhige Gesamtheit sähe. Hierzu aber muss er erst wieder von seiner Fixiertheit gelöst werden, d. h., die Eifersucht (oder das entsprechende „negative" Gefühl) muss kenntlich werden als etwas zum Fluss Gehöriges, damit dann der Fluss wieder angeschaut, die Eifersucht zum Teil des Stromes und so wieder zu „uns" werden kann.

Wenden wir die Vorstellung von „shadow selves" und von „aliens" auf die Flussmetapher an, so erhalten wir ungefähr dieses Bild: Die Seele ist ein einmal ruhig, einmal schneller dahinströmender Fluss. Alles an diesem Fluss ist Teil und Ganzes zugleich, und der Fluss ist grundsätzlich in der Lage, aus ihm selbst entspringende

Defizite auszugleichen. Ein toter Fisch in seinem Wasser macht für die Wasserqualität insgesamt nichts aus. Begehen wir nun aber den Fehler, einen Eimer Wasser aus dem Fluss herauszufischen, und just in dieser Wassermenge schwimmt ein toter Fisch, so werden wir sagen: „Gefährlich, dieses Wasser ist verseucht. Man muss aufpassen, etwas scheint nicht in Ordnung zu sein." Der herausgeschöpfte Eimer Wasser wäre in Gilligans Terminologie ein „shadow self" – heikel geworden bloß durch seine Herauslösung aus dem Großen, dem Ganzen. Selbstverständlich ist der Fluss in der Lage, mit einem Kubikmeter von Fischleichen belasteten Wassers fertig zu werden. Fische sterben nun einmal, dergleichen kommt täglich vor im Fluss, und es ist nicht nötig, sich darüber Gedanken zu machen, solange man den Fluss sein Werk verrichten, seine Selbstreinigung bewerkstelligen lässt. Alles, was wir mit jenem Eimer Wasser samt totem Fisch darin zu tun haben, ist also – ihn zurückzukippen. Der Fluss wird ihn aufnehmen, das durch Zersetzung belastete Wasser löst sich im Flusswasser auf und dient gleichzeitig Mikroorganismen zur Nahrung, der Fluss tut, was er immer tut – alles ist in Ordnung. Das reintegrierte „Schattenselbst" wird, im Strom der Seele gelöst, wieder nützlich und vollkommen unauffällig zugleich. Es ist wieder Fluss, nicht Pfütze; nicht mehr krank, sondern Teil einer ständigen Wandlung.

Und was, könnte man fragen, wäre für den Fluss ein „alien"? Nun, vermutlich etwas, das nicht aus dem Fluss selbst entsteht und das zu neutralisieren dem Fluss insofern Schwierigkeiten bereitet. Formaldehyd oder Altöl etwa ist ein „alien". Ihrer Einleitung zu begegnen ist auch der gesunde Fluss nur begrenzt in der Lage. Wird die Menge verseuchender Stoffe zu groß, muss eingegriffen werden, die verseuchende Flüssigkeit muss herausgefiltert, die Einleitung gestoppt werden. Dies ist ein Prozess, für den Hilfe von außen erforderlich ist. Filteranlagen bauen, die Einleitung verbieten – aus der Metapher herausgelöst, könnte dies bedeuten, Wege zu finden, sich den immerfort in uns eingeleiteten suggerierten Bedürfnissen zu verschließen. Oder aber eine in uns wirkende Botschaft als etwas in uns Hineingesetztes zu entlarven, sodass wir sie wieder außerhalb unserer selbst stellen können. Wenn ich – um ein Beispiel zu geben – begreife, dass das Bedürfnis nach immer größeren Autos nicht meiner eigenen Psyche entspringt, sondern Folge einer von anderen bewirkten Verseuchung ist – nun, dann kann ich mich durch geeignete Strategien zu immunisieren lernen. Wenn ich erkenne, dass meine Überzeugung, ich sei sprachlich minderbegabt, bloß darauf zurückzuführen ist, dass eine bestimmte Person es mir fortwährend eingepaukt hat – dann bin ich in der Lage, diese Botschaft dem Absender oder der Absenderin wieder zurückzugeben und mich selbst davon zu befreien. Mein „Seelen-Fluss" ist danach nicht mehr verpestet und in der Lage, als gesundes biologisches System mit dem fertig zu werden, was ihm an gewöhnlichen Anforderungen begegnet und auf was er eingerichtet ist.

Therapeutische Nutzung von Ritualen

Das Externalisieren von Schädlichem und das Reintegrieren von Nützlichem sind große, identitätsverändernde Prozesse. Sie durchzuführen, zu erleiden gar, ist nicht immer leicht. Für solche Übergänge gibt es in allen Kulturen Rituale, einzig dazu geschaffen, den Schritt von einer alten in eine neue Identität zu erleichtern. In unserer Kultur sind dies zum Beispiel Taufe, Schuleintritt mit Schultüte, letzter „Junggesellenabend", das Ringetauschen bei der Eheschließung, das Unterzeichnen von Verträgen, Rekrutenvereidigungen und anderes mehr. Neben diesen weit verbreiteten Ritualen gibt es noch jene mitunter bizarren, mit denen sich gesellschaftliche Subgruppen voneinander abgrenzen (vgl. dazu Soeffner 1993). Hierzu zählen rituelle Besäufnisse ebenso wie Mutproben, Schmerzrituale oder Reisen zum Grab eines verstorbenen Idols, kurz: Anything goes.

Wie jeder Mensch aus seiner Erinnerung weiß, beginnen wir bereits als Kinder mit der Schaffung eigener Rituale. Kinder, stellt die Ethnologin und Feldenkrais-Pädagogin Katrin Stender (1994) fest, sind sogar absolute Meister des Rituals. Stets passen sie den „geeigneten" Moment, die „passende" Situation ab, und bei der Verrichtung des Rituals bestehen sie auf der „richtigen" Reihenfolge. Sie haben, so scheint es, ein besonderes Gefühl für den Bezug des Äußeren zum Inneren, und sie scheinen zu wissen, welche Chancen ihnen die Veränderung des Äußeren für die innere Entwicklung eröffnet. Wer sich besinnen kann, mit welcher Akribie ein Zimmer wann wie umgeräumt wurde (zum Beispiel beim Eintritt in die Pubertät, wenn die Kindertapete unter Postern verschwand); wer sich an die rauen Prozesse erinnert, die zur Aufnahme in eine Bande notwendigerweise durchlitten werden mussten; wer am Ende noch weiß, wie das Einschlafritual vonstatten gehen musste, sodass Angst minimiert werden, Vertrauen wachsen konnte, der bekommt neben der Erinnerung ans Kindsein eine Ahnung davon, wie wesentlich Rituale auch bei Erwachsenen werden können in Phasen, in denen sie Übergänge vor sich haben, die zu leisten ihnen schwer fällt.

Zehn Jahre nach Stenders Beitrag erschien am selben Ort – *Psychologie heute* – ein anderer Artikel, der Rituale als Festigung preist und darin einen Versuch sieht, sich den Unwägbarkeiten des Lebens zu stellen (Bliersbach 2004, in dieselbe Richtung weist auch Fischedick 2004). Leicht wird mit einem Mal vorstellbar, welch eine vielfältige Bedeutung dem bewusst eingesetzten Ritual in der Therapie zukommen kann – zusätzlich zu der Tatsache, dass Therapie ohnehin ein höchst ritualisierter Prozess ist. „Hooka-Hey", riefen die Sioux, „es ist ein guter Tag zum Sterben!" Bezogen auf die Therapie kann man das variieren zu: Es ist ein guter Tag für Veränderung, für einen Neuanfang, einen Abschluss, ein Experiment, eine Bestätigung des Bestehenden, eine Selbsterforschung oder ein Spiel.

Gilligan, um zu ihm zurückzukehren, hat früher als andere nicht nur den Ritualcharakter von Therapie erkannt, sondern auch speziell das Wandlungsritual gezielt in den Dienst der Therapie genommen. In einem Aufsatz (1995c), der später als Kapitel in *The Courage to Love* einging, schilderte er anhand eines Beispiels, wie mit Ritualen in der Therapie zu verfahren ist. Als Voraussetzung für die Durchführung eines Rituals kann gelten, dass PatientInnen grundsätzlich bereit und in der Lage sind, einen Identitätswandel zu vollziehen, hierfür aber einer Erleichterung bedürfen. Die Therapeutin oder der Therapeut kann dann – dies ist der erste von vier Schritten der Ritualarbeit nach Gilligan – die Situation in einen rituellen Bezugsrahmen stellen, d. h., er oder sie kann die Lösung des Problems und die Durchführung eines bestimmten Rituals assoziativ miteinander verknüpfen. Am Ende solcher Erläuterungen steht der Vorschlag, durch ein Ritual den fälligen Entwicklungsschritt zu vollziehen.

Nimmt der Patient bzw. die Patientin das Angebot an, so wird das Ritual geplant. Gilligan empfiehlt zum Einstieg, Symbole für die „alte" und die zu erreichende „neue" Identität (das „alte" und das „neue Selbst", wie er es nennt) zu sammeln. Alle Gegenstände des alltäglichen Gebrauchs kommen als Symbole des „alten Selbst“ infrage. Manche Klienten nehmen Fotos oder Bücher, andere Kleidungsstücke, Spielzeug oder Videokassetten. Eine Vorgabe, welche Symbole gewählt werden sollten, wird nicht gemacht, lediglich für die Symbolisierung des „neuen Selbst“ legt Gilligan Wert darauf, dass sich auch Lebendiges, eine Pflanze oder ein Tier, darunter befindet, das dann gehegt werden kann.

Zur weiteren Planung des Rituals gehört, dass bestimmt wird, was mit den Symbolen für die „alte“ und die „neue“ Identität geschehen soll. Vieles ist möglich. Die Symbole des Zustands, den man verlassen will, können umgeformt, zerstört, an einen anderen Platz gestellt oder verschenkt werden. Die Symbole des neu erreichten Zustands wird man sich auf eine besondere Weise aneignen, sie zu etwas Begleitendem machen, sie an bevorzugten Orten deponieren, öffentlich herzeigen oder unter besondere Obhut stellen.

Vor der Durchführung des Rituals muss man sich vergewissern, dass der Wechsel in ein anderes Reifestadium wirklich bewusst und unbewusst gewünscht wird. Um die unbewusste Haltung zu klären, ist die Arbeit mit ideomotorischen Zeichen der geeignete Weg. (Die Arbeit mit Ideomotorik wird in Teil III dieses Buchs über Ernest Rossi eingehend diskutiert.) Auch sollen sich Patientinnen und Patienten vorher eine Weile auf das Ritual einstellen, indem sie selbstaufmerksam leben, sich gut ernähren, Autohypnose machen, Mandalas malen, oder was ein Mensch sonst tun kann, der sich auf einen bedeutsamen Wandel einstellt.

Wenn das Ritual beginnt, vergewissern sich Therapeut und Klient noch einmal der Ausgangssituation. Es wird geklärt, ob die Veränderung nach wie vor so gewünscht wird, wie sie anvisiert wurde. Danach begleitet die Therapeutin oder der Therapeut die KlientInnen in einen Zustand vertiefter Aufmerksamkeit. Dies kann durch hypnotische Tranceinduktion geschehen oder durch andere bedeutungsvolle Gesten, etwa Atemübungen oder bestimmte Bewegungen. Nun wird in diesem Zustand der Ort aufgesucht, an dem das Ritual stattfinden soll, und der Klient beginnt mit der Veränderung der Symbole des alten Selbst. Manche KlientInnen lesen Briefe vor, die sie anschließend verbrennen, andere werfen Gegenstände ins Wasser, die Dritten zerschneiden vielleicht eine alte Decke und fügen die Flicken in eine Collage ein. Nachdem so die Symbole des alten Selbst vernichtet oder umgeformt worden sind, wendet sich der Klient den Symbolen des neuen Selbst zu. Das kann bedeuten, dass er ein neues Kleidungsstück anzieht oder einen Baum pflanzt, Fotos an die Wand hängt oder sich einen Ring an den Finger steckt.

Nach der Durchführung des Rituals gilt es, die neu gewonnene Identität in die Lebensbedingungen, unter denen die Patientin oder der Patient lebt, einzugliedern. Ein Identitätswandel führt zwangsläufig zu Veränderungen in den sozialen Beziehungen. Wer, um ein prägnantes Beispiel zu nehmen, Vater oder Mutter wird, erlebt häufig, dass die neue, durch die Elternschaft begründete Identität zur Aufgabe mancher Beziehungen führt, die in der vorangegangenen Lebensphase von großer Bedeutung waren. Dasselbe tritt da ein, wo der Übergang von der Ausbildungs- oder Studienzeit in die berufliche Sphäre erfolgt. In beiden Fällen ist aus dem alten ein neues Selbst entstanden – und nur wandlungsfähige Beziehungen halten diese Veränderung aus.

Auch in der klinischen Arbeit führt Reifung nicht selten zu neuen Krisen. Sucht-Therapeuten fürchten den Absturz, den PatientInnen nach einer stationären Therapie erleiden, wenn sie selbstbewusster, gelassener und kompetenter in ihr Heim zurückkehren und dann von der Partnerin oder dem Partner als das törichte Kind begrüßt werden, als das sie sich jahrelang dargestellt haben. Gute KlinikerInnen bereiten diese Übergänge stets vor und berücksichtigen damit, dass auch die Umgebung eines Menschen, die ja mit einem „anderen Selbst“ vertraut ist, sich erneuern muss, damit die Beziehung halten kann. Gilligans Methode, um dies zu erreichen, besteht in einem „post-rituellen Auftrag“, den die PatientInnen erhalten, um sich einerseits mit dem „neuen Selbst“ vertraut zu machen, andererseits mit verbliebenen Teilen des „alten Selbst“ einen freundlichen, integrierenden Umgang zu finden. Ein solcher Auftrag wird ganz individuell erteilt; er kann lauten, den Erfolg auszukosten und allen Bekannten einen freundlichen Brief zu schreiben, worin von dem Beginn eines neuen Lebensabschnitts geredet wird. Gewöhnlich wird man den Erfolg des überstandenen Rituals einerseits feiern, andererseits mit dem neuen Zustand und seinen Implikationen bereits erste Experimente anstellen, und schließlich wird man beginnen, die Umgebung, in der der betreffende Mensch lebt, mit dem Wandel vertraut zu machen.

Eine Darstellung der Ritualarbeit nach Gilligan wäre unvollständig ohne den Hinweis darauf, dass das Individuelle – wie stets in der Hypnotherapie – oberste Priorität hat. Gilligan betont nachdrücklich, dass TherapeutInnen nur die oben beschriebene Grundstruktur, niemals aber die Inhalte eines Rituals vorgeben sollen. Infolgedessen wird sich die Gestaltung ganz nach den persönlichen Bedürfnissen von KlientInnen richten. Kreative Arbeit (wie das Schreiben von Briefen und Märchen, Malen, Musik machen, Spielen) ist Teil der Selbsterforschung und der Planung des Rituals, kann aber ebenso gut in der Schlussphase, der Integration des „neuen Selbst" in die „alte" Gemeinschaft seinen Platz haben. Manchmal geht die Zerstörung eines Symbols in die Erschaffung eines anderen über. Ritualarbeit lässt, so kommt es mir vor, nicht selten die kindliche Fähigkeit, eigene Entwicklungschancen zu optimieren, wieder wach werden. Wie dies konkret aussehen kann, zeigt das folgende Fallbeispiel.

Ein Fallbeispiel

Eine meiner Patientinnen, die ich hier Henriette nennen werde, begann ihre Therapie wegen eines psychosomatisch begründeten Ekzems sowie wegen Einnässens zwei- bis dreimal am Tag. Im Lauf der Behandlung hatte sich das Einnässen als kindliche Rebellionsform gegen die Dominanz der Eltern erwiesen, mit denen Henriette trotz ihrer dreißig Jahre noch zusammenlebte. Klareren Protest gegenüber der elterlichen Herrschaft vermochte Henriette nicht auszudrücken, da sie nichts mehr fürchtete, als von zu Hause verstoßen zu werden. Das Ekzem stellte denn auch einen Schutz gegen sexuelle Kontakte dar, die Henriette den Eltern hätten entfremden können. So befand sie sich in einer Zwickmühle, denn ohne Offenheit für andere Menschen war es wahrscheinlich, dass Henriette weiterhin auf ihre Eltern fixiert blieb und eine liebevolle, auf gegenseitige Achtung gegründete Beziehung nicht kennen lernte. Die Eltern unterstützten überdies nach Kräften unrealistische Beziehungswünsche, indem sie erklärten, dass die große Liebe immer keusch bleibe und der Familie der Frau perfekt zu gefallen habe. Auf meine Frage hin, ob sie an die Erreichung dieses Zustands auch glaube, hatte ich eine heftige Reaktion von Henriette bekommen: Weinen, Aufspringen und Davonrennen, während ihr der Urin die Beine hinunterlief. Es war klar, dass Henriette eine Frau von starken Impulsen und von ebenso starken Hemmungen war. Anpassung und Veränderung waren auf der aktuellen Ebene gleichermaßen unmöglich, und die Zwickmühle, in der sie sich befand, war noch der beste Ort, der angesichts der gegenläufigen inneren Prozesse denkbar war.

Ich arbeitete eine Weile vor allem Ich-stärkend mit Henriette. Ein Training in sozialer Sicherheit, bei dem sie regelmäßige Aufgaben bekam, ließ sie in ihrem Beruf und nach und nach auch zu Hause erstarken. Das Einnässen ging in demselben Maß zurück, wie Henriette Dinge zu tun begann, die sie sich allein ausgesucht hatte: Videospiele, Kneipenbesuche, Theaterabo, schließlich eine Clique, mit der einmal in der Woche in jeweils einer anderen Wohnung gekocht wurde. Alle diese Aktivitäten wurden von den Eltern misstrauisch beäugt und abgewertet. Meinen Vorschlag, sie mögen einmal zu einem Austausch mit zu mir kommen, lehnten sie ab. Henriette erklärte, allmählich spüre sie, dass etwas Neues auf sie warte, doch sie habe noch Scheu. Ich fragte, ob sie sich denn stark genug fühle für das Neue? Henriette bejahte, doch verwies noch einmal darauf, dass ihr der Übergang Unbehagen bereite. In einer eingehenden, sowohl das Bewusstsein als auch (mittels ideomotorischer Signale) das Unbewusste einbeziehenden Befragung klärten wir, ob sie den Übergang wirklich wolle. Ja, sie wollte ihn. Fühlte sie sich auch im Unbewussten stark genug? Doch, das tat sie. War es der richtige Zeitpunkt? Jawohl, es sollte losgehen.

Kam für Henriette die Arbeit mit einem Ritual infrage? Motivation, Kraft und Zeitpunkt sind, um Gilligan zu ergänzen, wohl die wesentlichsten Faktoren, die vor Beginn eines solchen Therapieschritts geklärt werden müssen. Henriettes Antworten machten in diesem Fall deutlich, dass die Fortsetzung der Therapie mit einem Ritual in Gilligan'scher Manier angezeigt war.

Den ersten der von Stephen genannten Punkte berücksichtigte ich, indem ich erläuterte, Henriette fehle womöglich etwas, was ihr den Übergang von der einen in die andere Zone erleichtere. Ein Schubs gewissermaßen, der sie auf die nächsthöhere Stufe brachte.

Henriette bejahte lebhaft.

Nachdem so ein Ritual als mögliche Entwicklungshilfe in Betracht gezogen worden war, ging es an die Planung. Diese war schwieriger. Gilligans Empfehlung, Symbole des „alten" und des

„neuen" Selbst zu sammeln, bewirkt, dass die alte und die neue Identität noch einmal reflektiert und gespürt werden. Es wird emotional deutlich, was man verlassen wird; man kriegt aber auch eine Ahnung von dem, was man erringt. Meine Patientin weinte, als sie die Angst vorm Verlassenwerden in sich aufsteigen spürte, die nun, angesichts einer großen, bislang nie gewagten Entwicklung in ihr empordrängte. Dann aber zeigte sie mir als erstes Symbol für ihr „altes Selbst" eine bunte, seit dem 17. Lebensjahr aufgehobene Bonbonschachtel. Es folgten die ziemlich spießigen, sie altjüngferlich erscheinen machenden Schuhe, in denen ich sie oft gesehen hatte. Endlich ein Album mit Kinderfotos. Symbole des „neuen Selbst" waren Pumps, die Henriette sich kürzlich ausgesucht hatte, ein Foto ihrer Lieblingsschauspielerin Sharon Stone sowie (worüber sich streiten lässt) eine Zigarettenschachtel.

Was sollte nun mit den Symbolen geschehen? Nach eingehender (wiederum ideomotorischer) Selbstprüfung beabsichtigte Henriette, während einer therapeutischen Sitzung die Schuhe in einen Sammelcontainer zu packen, die Bonbonschachtel kreativ zu verändern und anschließend zu Hause die alten Fotos, die vorher immer griffbereit auf dem Nachttisch gestanden hatten, in ein Regal zu stellen. Außerdem wollte Henriette die neuen Pumps anziehen, eine Zigarette ihrer bevorzugten Marke rauchen (sie kaufte diese normalerweise nie, da sie teurer waren als andere) und das Bild von Sharon Stone gut sichtbar in ihrem Zimmer anbringen.

Zehn Tage nach dieser Planung kam es zur Durchführung des Rituals. In der Zwischenzeit hatte Henriette sich selbst noch einmal gründlich geprüft – eine letzte Chance, noch zurückzutreten. Mit Beginn des Rituals, so hatten wir es vereinbart, gebe es kein Zurück mehr; Henriette sei nach Beendigung der einzelnen Schritte eine „andere Frau". Sie hatte, als ich dies sagte, ernsthaft genickt, und wir waren übereingekommen, dass noch einmal eine Bedenkphase angezeigt sei. Während dieser Phase würde Henriette verstärkt auf sich achten, Träume protokollieren, ihre Gefühle erkunden und freien Assoziationen folgen. Regelmäßige Entspannungsübungen sollten helfen, innere Ruhe und Übersicht zu bewahren. Käme ihr etwas sonderbar vor oder beunruhige sie, dann solle sie mich anrufen. Zu Letzterem kam es nicht, aber immerhin hatte es noch einmal eine Zeit der Einkehr gegeben, die, so Henriette, „wie das Gefühl vor einer Art Führerscheinprüfung" gewesen sei.

Das Ritual begann. Henriette ersetzte ihre braven Schuhe durch die neuen, frechen Pumps und warf die alten Treter in meiner Anwesenheit in einen Container. Eine Art Übermut überkam sie, und sie rief: „Auf Nimmerwiedersehen, Mauerblümchen!" Pumpsklappernd ging es in die Praxis, wo Henriette mit einer Schere die Bonbonpackung zerschnitt, einzelne Teile zu Flügeln, andere zu einem Kopf mit Schnabel, dann einige zu einem Körper mit kleinen Füßchen daran formte und auf die Weise einen papiernen Vogel erhielt, welchen sie stolz betrachtete. Mit einer Zigarette im Mund zeigte sie mir hinterher das Foto von Sharon Stone, das aus der Zeitschrift *Egoiste* stammte und eine provozierend lächelnde Verführerin mit bis zum Bauch geöffneter Bluse zeigte. Henriette erklärte, es auf ihren Esstisch stellen zu wollen. Nun blieb noch der letzte Teil des Rituals zu bewältigen, die Reintegration des „neuen Selbst". Eine ausgezeichnete Möglichkeit dafür ist es, sich durch Selbsthypnose mit den verbliebenen Teilen der alten Identität freundlich zu beschäftigen sowie Lebensformen für die neue Identität zu erkunden. Um dies vorzubereiten, gab ich Henriette den, wie Gilligan es nennt, „post-rituellen" Auftrag, einen ganzen Tag lang die Möglichkeiten der „neuen Frau", die sie nun sei, zu erkunden. Zu erkunden, wohlgemerkt, noch nicht zu nutzen. Außerdem legte ich Henriette nahe, sich eine Woche lang täglich einen Brief zu schreiben, in dem die Beziehung zu den Eltern von der Kindheit bis heute und in die Zukunft hinein als ein Kontinuum aufgefasst wurde. Die Klientin führte dies alles gewissenhaft aus und erklärte hinterher, dabei ein neues Bild von den Eltern gewonnen und eine Möglichkeit gefunden zu haben, deren vorübergehenden Zorn über ihre Ablösung auszuhalten. Sie sähe in ihnen nun etwas Ähnliches wie das, was Henriette eben noch selbst gewesen sei: Menschen, die ein Ritual brauchten, um ihre Position zu verändern. Um ihnen dies zu erleichtern, wollte sie ihnen einen Monat nach ihrem Auszug ein Fotoalbum mit Bildern von früher bis in die Gegenwart hinein schenken, das ihnen vielleicht eine andere Sichtweise ermöglichte.

An dieser Stelle endet mein Beispiel für die Ritualarbeit nach Gilligan. Das Ritual hat gewirkt, d. h., es hat jenen Übergang innerlich zu vollziehen geholfen, welcher in den Symbolen veräußerlicht wurde. Kurz nach dem beschriebenen Prozess beendeten wir unsere therapeutische Zusammenarbeit. Ein halbes Jahr später traf ich Henriette noch einmal, da sie rückwirkend versuchen wollte, einen Teil der Therapiekosten von ihrer Krankenversicherung erstattet zu bekommen – die Kasse schien jetzt erstmals bereit, auch hypnotherapeutische Arbeit zu tragen. Ich erlebte eine fröhliche, gelassene Henriette, deren Ausschläge nicht wiedergekehrt waren und die niemals wieder eingenässt hatte. Sie hatte einen Freund, mit dem sie seit einigen Wochen zusammenlebte. „Rundum zufrieden" nannte sie sich und betonte, wie nötig im Nachhinein der Abschied von den Eltern gewesen sei. Nach einer schwierigen Zeit habe sich nun vor allem der Vater ihr wieder solidarisch gezeigt und akzeptiere sogar zunehmend ihren Partner. Ich freute mich mit Henriette und habe sie nach diesem Gespräch nicht mehr wiedergetroffen. Nebenbei – die Krankenkasse weigerte sich schließlich doch zu zahlen …

Die Selbstbeziehung rituell entwickeln

Wie gestaltet sich ein Ritual, um heilsam zu wirken? Was ermöglicht den Übergang und macht bereit für die neue Identität? Vielleicht ist es vor allem die Inszenierung, die hier zählt, das Aktionskünstlerische, das man auch „magisch" nennen mag (vgl. auch Francia 2002). Tatsächlich sagt Gilligan, TherapeutInnen ähnelten Performance-Künstlern mehr als Wissenschaftlern – und so handelt er auch. Und es ist hier der richtige Punkt für eine kleine kritische Betrachtung der rituellen Aspekte in seiner Arbeit überhaupt.

Stephan Gilligans rituelle Übungen sind kleine Theater-Séancen von hoher persönlicher Bedeutung. Arrangements, bei denen zwei Menschen in Trance verbunden sind und einander mit tiefem Ernst nach dem heutigen Leid fragen, der heutigen Stärke, der heutigen Möglichkeit eines besseren Lebens. Sich wechselseitig bestätigen, diese Leiden, Stärken und Möglichkeiten wahr- und ernst zu nehmen. Oder aber sie lernen einander an, das Selbstgefühl flexibler und damit echter zu machen, indem sie versuchen, zu jeder Selbstauskunft auch deren Gegenteil zu sagen. Also etwa: „Ich bin eine Therapeutin, außer wenn ich das nicht bin", „Ich bin ein Autor, außer wenn ich es nicht bin" oder sogar „Ich liebe dich, außer wenn ich es gerade nicht tue".

Wer je mit Stephen selbst eine Übung machte, hat eine Ahnung davon, wie effektiv seine Arbeitsform, wie dicht (und zugleich sehr bei sich) sein Kontakt zum Partner oder zur Partnerin tatsächlich ist. Sicher, das ist inszeniert, aber inszeniert ist jede Psychotherapie, und es ist ein Merkmal guter psychotherapeutischer Arbeit, dass die Grenze zwischen gemachter und vorgegebener Wirklichkeit durchlässiger wird. Auffällig ist bei alledem, dass Gilligan leidensorientierte oder schmerzhafte Rituale, die etwa im afrikanischen Raum (und auch in der Aktionskunst) eine größere Rolle spielen (vgl. Somé 2000), ausspart. Ob dies einen Gewinn bedeutet oder doch einen potenziellen Verlust, das ist eine offene Frage. In meiner eigenen Arbeit mit *Schmerz und Trance* (Milzner 1999b und 1999c) gibt es einen Fall, in dem eine in Trance rituell erduldete schmerzhafte Erfahrung zu einer wesentlichen Veränderung führte.

Inszenierungen und Rituale setzen Ernst voraus, aber ihnen wohnt auch die Gefahr zum „Übertrieben-Pathetischen" inne. Dieser Gefahr, zu – sagen wir – theologisch zu werden und das Gefühl im Bierernst der Bedeutsamkeit zu ertränken, erliegt Gilligan nur selten. Einerseits weiß er wohl ganz gut, dass das Aussparen von Spiritualität in der Psychotherapie leicht eine „negative Spiritualität" hervorbringt, wie sie etwa Stein (2003) bei der Psychoanalyse findet. Andererseits gibt es jene Beliebigkeit, die man aus esoterischen Zirkeln kennt (vgl. zum Verhältnis von Esoterik, Psychotherapie und Hypnose auch Goldner 2000; Eberwein 2004). Bei Gilligan werden Berührtheit und tiefer Ernst meist ergänzt durch jene therapeutische Fröhlichkeit, die dann entsteht, wenn man, wie er es nennt, die Dinge mit einem „irischen Augenzwinkern" betrachtet.

Freilich winkt hier eine andere Gefahr, die nämlich, auf eine etwas allzu laxe Weise tiefgründige Dinge aus anderen Zusammenhängen zu zitieren. Hierbei kommen dann suggestive Figuren heraus, die einfach nur falsch sind anstelle von diskussionswürdig.

Ein Beispiel? Gut … Es ist keineswegs – wie Gilligan lehrt – eine Grundregel des Buddhismus, dass ein Mensch zunächst sich selber zu lieben habe. Das soll er vielmehr gerade nicht, sondern eben von sich selbst wegkommen. Außer wohl in seiner kalifornischen Variante, denn Kalifornien ist jener Ort, wo man – wie Ken Wilber (1996b) einmal meinte – BuddhistInnen „mit weit heraus hängendem Ego" ertappe. Wie das Beispiel nahe legt, tut man gut daran, auch manche von Stephen Gilligans Äußerungen „augenzwinkernd" zu betrachten …

Vier archetypische Bilder

Wie C. G. Jung beschrieb, gibt es Zonen in der menschlichen Persönlichkeit, die für eine bestimmte Art von Erfahrung öffnen, während sie gegenüber einer anderen verschließen. Jung nannte sie „Archetypen" und betrachtete sie als ein aus der Menschheitsgeschichte erwachsenes Potenzial an Erfahrungen und Erfahrungsmöglichkeiten. Beispielsweise ist die „Anima" jener Teil der männlichen Psyche, in welchem die Verführung durch das weibliche Element, die Traumfrau, die Verderben bringende Verlockung, aber demgegenüber auch die eigene Weichheit im Männlichen, jene Stellen, an denen das Männliche besonders angreifbar ist, erfahrbar werden. Den Gegensatz zur „Anima" beim Mann bildet der „Animus" bei der Frau, der sie einerseits die ihr innewohnende Festigkeit fühlen lässt, während er andererseits in ihr die Sehnsucht weckt nach dem edlen Prinzen auf dem weißen Pferd.

Andere Archetypen sind Märchen- und Sagengestalten wie der „alte Weise" oder der „Drache", die „Fee", der „junge Held", das „göttliche Kind", die „große Schlange" und viele mehr. Sie stehen jeweils für eine menschliche Grunderfahrung, welche sich in jedem individuellen Leben wieder zeigt, für die durch die archetypischen Anlagen aber in der Psyche bereits Lösungsmuster vorliegen. Zugleich sind sie eine Verhaltenstendenz, die sich in unserem Leben früher oder später zeigen wird, und mit der wir dann fertig werden müssen.

Alle Archetypen haben einen hellen und einen dunklen Aspekt, oder – um es poetischer auszudrücken – sie entfalten eine weiße und eine schwarze Magie. Auch bei ihnen gilt also das poetisch-therapeutische Prinzip, dass die Dinge nicht eindeutig, sondern vielgestaltig sind. Gilligan hat nun begonnen, Lern- und Entwicklungsschritte von KlientInnen an die Existenz solcher „archetypischer" Grundmuster anzubinden. Er verwendet sie dabei, hypnotherapeutisch gesprochen, als Ressourcen. Seiner Meinung nach verkörpern Archetypen „Lerntraditionen", aus denen sich, wenn sie genutzt werden, aktueller Gewinn ziehen lässt. Werden sie nicht genutzt, so sind sie freilich keineswegs weg. Ihre Energie wird weiter im Sinne eines Angebots des Unbewussten zur Verfügung gestellt, doch der dunkle Aspekt tritt nach vorn. C. G. Jung hat gemeint, dass Menschen ganz und gar unter den Einfluss eines Archetyps geraten können, gerade indem sie ihn negieren. Bezogen auf eine Romanfigur hat er das einmal so ausgedrückt: „Er war nicht mehr länger er selbst, sondern sein Unbewusstes“ (Jung 1995, S. 186).

Nicht alle Archetypen mögen für uns von gleicher Bedeutung sein. Welche Archetypen aber haben besondere Aussagekraft und welche geringere? Gilligan hat eine Entscheidung getroffen. Besonderes Gewicht misst er vier Archetypen bei, nämlich

a) dem Liebenden bzw. der Liebenden,
b) dem Krieger bzw. der Kriegerin,
c) dem Magier oder der Magierin und schließlich
d) dem König bzw. der Königin.

a) „Liebender“ und „Liebende“

Alle Archetypen, sagten wir, stehen für unterschiedliche Lern- und Beziehungserfahrungen sowie für Potenziale, die im Menschen verborgen liegen. Aus ihnen ergeben sich Fragen, die für die Therapie von Bedeutung sind. Welche Fragen mögen die der „Liebenden“ sein?

Wer schon einmal Tarot-Karten gelegt hat, weiß, dass dort die Karte „Die Liebenden“ zu den wenigen Karten gehört, welche zwei Personen zeigt. Schön ist das, aber seltsam erscheint es zugleich, denn lieben kann auch einer allein. „Die Liebenden“ stehen im Tarot daher für *erfülltes* Lieben. Als die dazugehörigen Fragen werden von der Kunsttherapeutin Eva Maria Nitsche die folgenden benannt:

1. Du stehst an einem reißenden Fluss. Auf der anderen Seite steht dein(e) Geliebte(r). Wie findet ihr zusammen?
2. Welches Tier ist dein(e) Geliebte(r), welches Tier bist du? Welche Pflanze ist dein(e) Geliebte(r), welche Pflanze bist du? Welcher Stein ist dein(e) Geliebte(r), welcher Stein bist du?
3. Dein(e) Geliebte(r) hat eine lange Reise gemacht und kommt nun zu dir zurück. Ihr seid glücklich, euch wiederzusehen. Was hat er (sie) dir mitgebracht?“ (zitiert aus Nitsche 1996, S. 82 f.)

Der Archetypus des bzw. der „Liebenden“ kann einem starken Liebesverlangen entsprechen, ist aber auch mit anderen Fragen verknüpft. Wo liebte ein Mensch schon einmal aus der Tiefe des Seins heraus und wurde erfüllt oder enttäuscht? Welche Rolle spielt Liebe heute, und auf was richtet sich die Liebesfähigkeit eines Menschen? Ist sie aktive Teilnahme, oder kippte sie um in Gier und Haben-Wollen, was neben der Bereitschaft zur Selbstaufgabe den dunklen Aspekt der „Liebenden" darstellt (und ungefähr dem entspricht, was man in der Psychoanalyse eine „orale Struktur" nennt)?

Der Schriftsteller Malcolm Lowry, dessen Geliebte ihn wegen seines exzessiven Trinkens vor die Wahl stellte: „Ich oder der Alkohol!", antwortete, obwohl er sie anbetete: „Wenn das die Wahl ist, dann der Alkohol." Hier zeigt sich deutlich die Nachtseite des Liebenden. Wo aber die Tagseite des Archetypus nach vorn tritt, da vermag eine Person andere anzunehmen, für sie da zu sein und sie dabei dennoch die eigene Identität behalten zu lassen. Mutter Teresa, die Gilligan als großes Beispiel einer Liebenden benennt, hat die Menschen, für die sie lebte, niemals gezwungen, ihre Religion zu wechseln. In ähnlicher Weise lassen liebende Eltern die Kinder, um die sie sich kümmern, immer zugleich „sein".

b) „Krieger" und „Kriegerin"

Anscheinend der natürliche Widerpart des Archetypus der Liebe ist jener des Kampfes: Krieger bzw. Kriegerin. Gilligan zeigt jedoch, dass die Entwicklung der Fähigkeit zum Kämpfen geradezu eine Bedingung für funktionierende Partnerschaft ist und so der Liebe zuarbeitet. Er selbst habe, schreibt Stephen, als Sohn eines gewalttätigen Veteranen einst das Kämpfen weit von sich gewiesen. Dies habe auch der Zeitströmung entsprochen, denn es sei die Periode des Widerstands (Widerstand mit Blumen!) gegen den Vietnam-Krieg gewesen. Privat habe später die Unfähigkeit, Streit zu führen, seine Beziehung in ein Tal stürzen lassen, da sie bewirkte, dass Stephen sich bei Missstimmungen in sich selbst zurückzog und einer Auseinandersetzung verweigerte. So habe er, um partnerschaftsfähiger zu werden, dem negierten Archetypus allmählich näher kommen und die Fähigkeit zum Kämpfen in sich entwickeln müssen.

Auch der „Krieger"-Archetypus schillert, und so muss bei uns immer die Frage im Hinterkopf stehen, was eine Person bekämpft und mit welchen Mitteln. Wo neigt sie zum Erobern und benötigt auch Grenzen? Was muss sie integrieren, muss sie sich aneignen, muss sie anzuerkennen lernen? Diese Fragen würden wir gewöhnlich in einer Psychotherapie stellen und damit – das Phänomen nicht zu fassen bekommen! Denn an erster Stelle steht bei einem konstruktiven Umgang mit archetypischer Energie immer die Würdigung dieses Schubes, um dann KlientInnen darauf zu verweisen, dass ihr Problem mit archetypischer Energie zu tun hat, mit der auf eine neue Weise verfahren werden könnte. Dann müsste der Archetypus in seinem vollen Umfang begriffen werden.

Krieger sein kann man für oder gegen etwas, und man kann es für große oder für niedere Ziele sein. Gandhi war ein großer Krieger für Gilligan, er verkörpert den weißen Teil der „Magie" dieses Archetypus. Die marodierenden und vergewaltigenden Truppen des 30-jährigen Krieges und vieler Teile der heutigen Welt stehen dagegen für die Düsternis, welche ihm innewohnt. Die dunkle Seite kann dadurch gebändigt werden, dass der Krieger für ein höheres Ziel in Dienst genommen wird. Gilligan erläutert, der Krieger sei in seiner schlimmsten Form ein reiner Zerstörer, in seiner besten Verfassung aber der Diener einer übergeordneten Sache. Prototyp hierfür ist der Samurai. Heute verbinden wir mit den Kämpfern für eine gute Sache möglicherweise Nelson Mandela (den Stephen häufig nennt) oder auch die „Regenbogen-Kämpfer" von Greenpeace. Die archetypische Energie bleibt gleich, aber ihre Erscheinungsformen wandeln sich.

c) „Magier" und „Magierin"

Auch für Fragen der Verwandlung gibt es einen Archetypus. Man kennt ihn als den Magier oder die Magierin, die aus Schrecken Frieden, aus Erde Gold, aus Gift Medizin machen kann. Der Doppelaspekt erscheint bei diesem Archetypus besonders krass. Gilligans Beispiel für den dunklen Aspekt des Magiers ist nämlich Hitler, der für die Verführung der Massen viele Elemente benutzte, die in anderem Kontext auch heilend eingesetzt werden könnten (unter anderem auch Hypnose, vgl. Marks 2003). Dagegen steht als Beispiel für einen „weißen" Magier Milton Erickson, der gewiefte Trickser, der seine Möglichkeiten aber zum Besten seiner Patienten nutzte. Erickson wies darüber hinaus noch andere Merkmale eines Zauberers auf, angefangen mit der Krankheit, die ihn zeichnete und die nach altem

Glauben ein Kennzeichen auserwählter Heiler ist, bis hin zu dem Violett, in das er sich kleidete, und welches als die Farbe des Zauberischen bekannt ist.

Die schwarze Seite der Magie ist verführerisch, die weiße Seite anziehend. Nach Gilligans Meinung gibt es Zeiten, die für „schwarze Magie" besonders empfänglich sind, so – in einem privaten ebenso wie in einem gesellschaftlichen Sinn – vor allem Perioden des Umbruchs und der Krise. Klar auch, dass die schwarze Seite des Magiers besonders in Kontexten wirksam werden kann, wo sonst auch geheilt wird, zum Beispiel im Umfeld der Psychotherapie. Hannibal Lecter aus dem Schweigen der Lämmer wäre hier zu nennen, der dort seine Macht benutzt, um die FBI-Agentin Starling zu „verhexen". Sein berühmter Vorläufer, die Horrorfigur Doktor Mabuse, war ein Hypnotiseur. Hypnose steht, wo sie als Form der „schwarzen Magie" erscheint, für bloße Beeinflussung, Willenlos-Machen, Unterwerfung. An dieser Stelle erkennen wir vieles von dem wieder, was Stephen anfangs als Merkmal der autoritären Hypnose benannte. Möglicherweise ist hier die Möglichkeit zu einem „schwarzmagischen" Gebrauch der Suggestion tatsächlich größer. (Im zweiten Teil dieses Buchs werden wir lesen, wie Michael Yapko eine weitere Variante „schwarzer Magie" in der hypnotherapeutischen Praxis aufspürte.) Ihre komplementäre lichte Seite zeigt sich im „Gesundmanipulieren", im Austricksen pathologischer Strategien sowie in Provokation, die zum Wachstum führt. Neben Erickson kann man sich hier Zen-Mönche denken, die ihre Schüler durch raffinierte Fragetechniken vorwärts bringen, oder auch Nostradamus und Paracelsus, welche beide als Ärzte und Forscher zugleich höhere Inhalte transportierten.

d) „König" und „Königin"

Neben dem Lieben, dem Kämpfen und dem Verwandeln steht laut Gilligan noch eine letzte große Verhaltenstendenz, die sich archetypisch ausdrücken lässt. Es ist die Tendenz zum Herrschen, ausgedrückt in den Bildern von König und Königin. Das Aufscheinen dieses Archetypus ist begleitet von der Frage, was eine Person regieren, für was sie verantwortlich sein und was sie schützen will. Die lichte Variante bedeutet dann im Grunde genommen jede positive Form von Machtausübung, alles Ordnen, Fördern, Segnen und Hegen. Die dunkle Seite des Königs und der Königin will dagegen herrschen und zwingt andere zum Dienen.

Die Regentschaft von Königen und Königinnen ist gewöhnlich mit Zeremonien verbunden. Diese zeigen sich beim „weißen König" oder der „weißen Königin" in Ritualen wie dem feierlichen In-Dienst-Nehmen oder dem Zum-Ritter-Schlagen. Auch die dunklen Aspekte des Archetypus bedienen sich der großen Geste: Verfluchen oder Verbannen sind Beispiele dafür.

Die ihm innewohnende Neigung zur Zeremonie bewirkt, dass das Auftreten des „Königs"-Archetypus bei Menschen oft an ihrer Gestik erkannt werden kann. Huldvolles Lächeln, ein erhobener Kopf (die indische Chakren-Lehre, auf die C. G. Jung sich gelegentlich bezog, kennt ein „Kronen"-Chakra) sowie gemessenes Schreiten machen die Identifikation von „König" oder „Königin" leicht.

Wir sagten, dass der schwarze Aspekt des „Königs" vom Herrschen-Wollen und dementsprechend von der inneren Ferne zu anderen gekennzeichnet ist. Dieser Seite stehen echtes Fördern, Aufbauen sowie Unterstützung zur Autonomie gegenüber. Begünstigt wird der lichte Aspekt des „Königs"-Archetypus durch Erfahrungen, die Einsicht in das Fühlen anderer geben. Ein schönes Beispiel für eine Lehrzeit, die dies zum Ziel hat, gibt der Fantasy-Autor T. H. White in seiner Version der Artus-Sage (1976). Der zum König bestimmte Junge muss hier verschiedene Tier-Stufen durchlaufen, zum Beispiel eine Weile Ameise sein und eine Zeit lang Fisch, um auf diese Weise an Wissen zuzulegen.

Therapeutische Nutzung von Archetypen

Eine nicht gewürdigte archetypische Energie kann, wie Gilligan sagt, zu Symptomen führen. Um dann den archetypischen Energieschub adäquat zu nutzen, empfiehlt er vier Schritte, die ich an einem Beispiel erläutern werde. Ausgangspunkt der Therapiesequenz ist immer ein Symptom. Nehmen wir an, dies Symptom sei eine im Therapieverlauf plötzlich emporgekommene Aggression gegenüber Kindern, die der Klient unterdrücken möchte, die er aber gleichwohl immer wieder auftreten fühlt. Der erste Schritt besteht jetzt darin herauszufinden, welche archetypische Energie im Symptom steckt.

Eine eingehende Analyse der Gefühlsqualitäten zeigt, dass es nicht um das Beherrschen-Wollen geht (dunkle Seite des „Königs“) und dass auch kein Liebe-Haben-Wollen darin verborgen ist (dunkle Seite des „Liebenden“). Die Aggression tritt vielmehr scheinbar sinnlos, aber nichtsdestotrotz heftig auf, und der Klient lässt durchblicken, dass das überhaupt nicht zu seiner aktuellen Lebensgestaltung passe, in der er versuche, vor allem sanfter und geduldiger mit anderen umzugehen. Alles weist nun darauf hin, dass es sich bei den Aggressionen, die der Mann empfindet, um „Krieger“-Energie handelt.

Im zweiten Schritt wird der Klient auf die „Anwesenheit“ dieser archetypischen Energie aufmerksam gemacht. Die Therapeutin oder der Therapeut wird erzählen, was es mit archetypischer Energie auf sich hat, dass sie wie innere Organe und das Skelett zu unserer menschlichen Ausstattung gehört und in bestimmten Kontexten in Erscheinung treten kann. Womöglich werden Therapeutin bzw. Therapeut auch hier schon auf den Januskopf des Archetypus verweisen.

Dieser Verweis bereitet den dritten Schritt vor, in dem der Klient die Anweisung erhält, das, wozu ihn der Archetypus treibt, vermehrt zu tun, aber auf bessere Weise. In unserem Fall würde dies bedeuten, dass der Klient seine Energie gerade nicht unterdrückt, sie eher sogar steigert, aber umleitet und auf „weiße“ Ziele hin orientiert (Psychoanalytiker sprächen wahrscheinlich von „Sublimierung“). In einem vierten Schritt sollen neue Wege erkundet werden, wie die archetypische Energie genutzt werden kann. Unser Klient bekäme den Auftrag, Inhalte zu finden, für die es sich zu kämpfen lohnt. Das Modell eines „weißen Kriegers“ von der Art Martin Luther Kings gäbe ihm die Möglichkeit an die Hand, seine kriegerische Energie in neue Kontexte zu bringen.

Wenn ich meine eigene Erfahrung in der Arbeit mit Archetypen als Maßstab benutze, dann scheint es so zu sein, dass KlientInnen meist nach und nach lernen, die Energie, die sie erfahren, in vielfältiger Weise zu modifizieren. Vielleicht werden sich, dies zugrunde gelegt, die Erscheinungsformen der Archetypen allmählich wandeln. Das Bewusstwerden alter, angelegter Verhaltensstrukturen (das wir in Teil III dieses Buchs auch mit dem tierischen Erbe in Verbindung bringen werden) ermöglicht uns, diesen Strukturen neue Kontexte zu eröffnen. Neue Kontexte aber schaffen neue Sachverhalte. Die beste Arbeit mit Archetypen ist daher vermutlich die, bei der der

Archetypus einer Person Impulse gibt und die Person zugleich den Archetypus entwickelt.

Kurzzeittherapie und Seele

Normalerweise würden wir davon ausgehen, dass die Arbeit mit Archetypen vor allem Zeit braucht. Eine Analyse nach Jung, das braucht doch Zeit, nicht wahr? Wie ist es da denkbar, dass die Idee der Archetypenarbeit bei Gilligan auch im Zusammenhang mit Kurzzeittherapie auftauchen kann?

Kurzzeittherapie: Das ist für die meisten TherapeutInnen gleichbedeutend mit „lösungsorientiert". Wer besonders kritisch ist, mag sogar an Wörter wie „technizistisch" oder „seelenlos" denken, wie man sie auch einmal der Verhaltenstherapie entgegenhielt. Und aus tiefenpsychologischer Perspektive lässt sich einwenden, dass es keineswegs immer um Lösungen geht, sondern eher um eine innere Dynamik, der gefolgt werden will. Gucken wir aber doch hier rasch einmal über den Tellerrand und schauen nach, was der King der Kurzzeittherapie, Mr. Steve de Shazer, eigentlich so macht …

Als er einmal auf einem großen Kongress von dem Hirnforscher Detlef B. Linke gefragt wurde, wie er denn dem Publikum vorgestellt werden wolle, da antwortete er nur mit: „Brief Therapist." Nichts sonst. Das Wesentliche. Und genau so arbeitet er auch. Lösungen zu finden hat für ihn etwas mit Handwerk zu tun. Mit exzellentem Handwerk. Denn, wie de Shazer sagt: Wenn man einmal weiß, wie etwas funktioniert, dann macht man damit weiter.

Gilligan hat de Shazer einmal den „Obi Wan Kenobi der Psychotherapie" genannt. Tatsächlich, wie der alte, weise Mann aus *Star Wars* verfügt de Shazer über gelassene Pragmatik ebenso wie über nützliche Taschenspielertricks (und nutzt damit vermutlich, ähnlich wie Erickson, die Energie des Magier-Archetypus). In seinen Büchern hat er gezeigt, dass erst die Praxis gute TherapeutInnen zur Theorie führt – zur Theorie der Lösung nämlich. Die besagt dann, dass es kein Problem gibt, für das es nicht auch eine Lösung gäbe – weil lösungslose Probleme keine Probleme mehr wären, sondern banale Tatsachen des Lebens (vgl. de Shazer 2002).

Kein Problem ohne Lösung … Erstaunlich ist nun, dass die Lösung eines Problems nichts mit seiner Ursache zu tun haben muss.

Was dies bedeutet, lässt sich aus Steve de Shazers therapeutischen Interaktionen ableiten, in denen es immer um exakte Definitionen von Problemen und ihren Lösungen geht. Was wäre ein bisschen besser als das Zuvor? Im Sinne der Kurzzeittherapie reicht dies oft. Minimalistische Interventionen, hoch pragmatisch. Vielleicht ein bisschen kühl, gut, vielleicht auch etwas zu wenig – ja – Seele …

Und hier sind wir wieder bei Steve … In seiner, Gilligans Arbeit löst sich der scheinbare Gegensatz von „lösungsorientiert" und „psychodynamisch" nämlich auf. Gilligans Ansatz besagt, dass Therapie zwangsläufig kürzer wird, wenn sie mehr Verbindung mit dem Seelischen aufnimmt. Die sinnvolle Einbettung archetypischer Energie etwa macht viel Analyse und Verhaltensprogrammatik obsolet. Sich selbst zugewandt zu sein ist ja mehr als Lösungsorientiertheit. Aber aus der Selbst-Zugewandtheit entstehen die Lösungen dann ganz von selbst. Die Nutzung des Bauchgehirns in Trance, die bedeutungsvolle Inszenierung und nicht zuletzt die betont haltende, fürsorgende Haltung der Therapeutin oder des Therapeuten spielen hier eine große Rolle. Ergänzt werden sie durch koan-ähnliche Formulierungen wie: The Problem is the Solution in Progress. Oder auch: Die Lösung ist immer in Bewegung.

Ein von Gilligan in diesem Zusammenhang oft benutztes, bedeutsames Wort ist hier „Sponsorschaft". Gilligan versteht darunter ein nährendes Geben, ein Mentortum, das es erlaubt, die in uns gärende archetypische Energie (in diesem Fall die des Königs bzw. die der Königin) und ihre Zielsetzung zu fühlen und zu erkennen. Stephen weiß natürlich, wovon er spricht. Sein eigener „Sponsor" war Milton Erickson, und viel von dem, was er bei jenem erfuhr, ist in Gilligans charakteristische Therapeutik eingegangen, nur scheint es mir weicher geworden zu sein, weniger strategisch. Mehr Theater als Kampf.

Was einmal Ericksons Erbe (vgl. Gilligan 2002) genannt werden wird, ist noch kaum abzusehen. Stephen selbst erzählt, wie er einmal Erickson gefragt habe, was er tun könne, um ihm seine Mentorschaft zu vergelten. Erickson antwortete, er solle weitergeben, was sich als wirksam erwiesen habe.

Ausstieg: Der Therapeut als Star und als Regisseur

Um den Wert, den Gilligans Arbeit für die Hypnotherapie als eigenständige Therapieform besitzt, angemessen würdigen zu können, muss man die Wurzeln im Auge behalten, aus denen heraus seine „Beziehungsrituale“ entstanden sind und durch welche sie genährt werden. Nicht nur Milton Erickson, sondern auch die experimentelle Psychologie, humanistische Ansätze, buddhistisches Denken, das Aikido und gelegentlich ältere Rockmusik, etwa von den „Grateful Dead“, geben sich in Stephens Werk ein Stelldichein. Es weist einerseits stets auf Erickson zurück, andererseits beständig über ihn hinaus, insbesondere was die Beziehungsfaktoren anbelangt.

In der ersten Auflage dieses Buchs trug diese Schlussbetrachtung eine kürzere Überschrift, es war dort vom Star nicht die Rede. Dass ich mich zur Variation entschlossen habe, hat einen Grund: Wer nämlich die Entwicklung der Arbeit Steve Gilligans verfolgte, der mag gelegentlich auf den Gedanken kommen, hier stagniere inzwischen etwas auf durchaus hohem Niveau; etwas, das binnen kurzem veralten könnte, wenn es nicht – Flussmetapher – Frischwasser bekommt. Ersatzweise könnte man auch von den Gefahren sprechen, die einem Performer drohen, der über schwankende Böden tanzt. Wehe ihm, wenn er stehen bleibt …

Kritische Augen erkennen bei Gilligan ein Sendungsbewusstsein, das manchmal ein bisschen zu arg aufscheint. Ein Wechsel von Licht und Schatten; die Zugewandtheit einerseits, die Gefahr der Selbst-Schwächung durch die – nicht immer charmante – Eitelkeit andererseits. Da ist etwa Stevens die Empfehlung, sein Buch *(The Courage to Love)* wie ein Gedicht zu lesen – eine gewiss gut gemeinte Empfehlung, aber das Buch ist eben kein Gedicht, und es wäre auch kein gutes, wäre es eins –, der Gedanke an eine Re-Poetisierung ist fantastisch, einerseits, aber der Anspruch, dies Werk selbst in einem Quasi-Gedicht zu begrundsteinen, geht fehl. Besser liegt man wohl, wenn man es in die Tradition humanistischer Publikationen stellt, wie sie auf Perls und Moreno, auf Ruth Cohn oder Abraham Maslow zurückgehen.

Revenstorf und Prudlo (1994) schreiben über die Bezüge zwischen humanistischen Verfahren und Hypnotherapie:

„Gesprächstherapie, Gestalttherapie, Transaktionsanalyse und verwandte Verfahren verstehen Therapie als einen Wachstumsprozess, bei dem der Klient vor allem von einem emotional gesunden Klima der therapeutischen Beziehung profitiert. Anders als in der Psychoanalyse werden nicht die neurotischen Anteile der Übertragung und Gegenübertragung betont, sondern jene, die Selbstentfaltung fördern. Auf diese Weise sollen verkümmerte und durch Ängste zurückgedrängte Seiten des Individuums zugänglich werden. Den damit verbundenen Optimismus bezüglich einer positiven menschlichen Grundstruktur und seiner Entwicklungsmöglichkeiten teilt auch die Hypnotherapie" (ebd., S. 214).

Gilligan, dessen Arbeit durch diese Einschätzung treffend charakterisiert würde, koppelt die Hypnotherapie (die bei aller Eigenständigkeit von so Verschiedenem zehrt) nach einer Seite hin an die humanistischen Verfahren an.

Die Stars der humanistischen Psychologie waren oft Künstlerseelen. Sie benutzten das Material, das ihnen die Psychoanalyse gegeben hatte, aber sie waren keine AnalytikerInnen, sondern Spielende. Und wer immer Stephen Gilligan hat lehren sehen, wird sich des Eindrucks nicht haben erwehren können, dass auch da ein Mensch in einem höheren Sinn „spielt". Dass er Bescheidenheit und Sendungsbewusstsein, Entertainment und Belehrung miteinander verbindet. Dies lässt einen Aspekt der Hypnotherapie durchschimmern, der nicht jedem gefallen wird und den man auf die Formel bringen könnte, Hypnotherapie sei eine tiefernste Show. (Wollten wir es anders ausdrücken, so könnten wir auch sagen, dass Hypnotherapie im Gegensatz zur Psychoanalyse, die eine Tradition des Schreibens heranbildete, über eine Tradition des Zeigens verfügt.)

Stephen Gilligan ist auch ein Liebhaber von Filmen, und das spiegelt sich in seinem Arbeiten. Er ist ein anregender Schauspieler, und er hat ein Gefühl für Szenen, für Arrangements und für Handlungsverläufe. Viele seiner therapeutischen Vorgaben lesen sich wie Regieanweisungen. Wenn er über Symptomtrancen spricht, in denen Menschen dasselbe Leiden immer und immer wieder erleben, dann drängt sich das Bild einer Filmspule auf, die dieselbe Horrorsequenz unablässig auf die Leinwand bringt. Die Therapie besteht darin, den Film zu unterbrechen und einen anderen zu drehen, oder zumindest eine alternative Szene. Wenn Stephen Gilligan die Regie führt, dann wird es sich meist um eine poetische Szene handeln; eine aus einem Shakespeare-Stück vielleicht, in der sich das Wissen um die Schrecknisse der Welt mit Romantik vermischt, ohne dass dabei auf gelegentliches Auflachen verzichtet würde.

Dass man in Gilligans Workshops all dies erleben kann, das liegt wohl nicht zuletzt an der poetischen Grundhaltung und an Stephens Gefühl für Regie. Möge er, dachte ich manchmal, seinen eigenen Film vor einem kitschigen Happy End bewahren … Doch hat er auch einmal (sinngemäß) gesagt, dass die Liebe eine psychische Kraft sei und nicht irgendetwas Klebrig-Süßes, das vom Himmel tropft. Und es hat nichts gegeben in den Jahren meiner Therapieausbildung, was mich (privat und beruflich) so sehr geprägt hat wie dieser Satz.

Teil II: Michael D. Yapko oder: Hypnotherapie und Kulturkritik

Einstieg: Ein irritierendes Bildnis

Betrachtet man ein Bild von Michael Yapko, dann fragt man sich, wo in seinem Gesicht er die Schärfe versteckt, die er in öffentlichen Diskussionen an den Tag legen kann. Man sieht da einen bebrillten, adretten Mann Ende dreißig oder auch Ende vierzig, je nach Aufnahme, Typ: Liebling der Schwiegermütter, idealistischer Junglehrer, Delegierter der „Jungen Union". Dieser Eindruck bestätigt sich, wenn man Yapko als Interviewer entdeckt, der mit Aaron T. Beck plaudert (Yapko 1993) und lässig vormacht, wie man es schafft, sogar Albert Ellis freundlich zu stimmen (Yapko 1994a). Der Eindruck wandelt sich, wenn man die Attacken liest, mit denen Yapko jene bedenkt, die seiner Meinung nach eine mystifizierende, KlientInnen entmündigende Haltung in der Psychotherapie einnehmen.

Michael Yapko erscheint als ein Mann, der viel Gegensätzliches in sich zu bergen vermag. Einerseits verfasst er eine knappe und leicht zu lesende Einführung in die Hypnose (Yapko 1995a), dann wieder provoziert er sein Publikum mit gewagten Thesen und vertritt Positionen, die dem „Common Sense" der Therapeutenschaft subversiv erscheinen. Bei seinen Ausführungen schlägt er – obwohl als Hypnosefachmann von ungewöhnlicher Kreativität – außerdem immer Brücken zur kognitiven Therapie, einem Verfahren also, das wohl einerseits durch seine praktische Anwendbarkeit besticht, andererseits aber von vielen als banal entwertet wird.

Vertreter der kognitiven Therapie haben sich für die Wirkung von Imagination häufiger interessiert (vgl. zum Beispiel Meichenbaum 1986), widmeten jedoch der Trance als einem Sonderzustand keine Aufmerksamkeit. Dies tut nun Yapko in reichlichem Maß, wobei man von den Schwerpunkten her, die er setzt, sagen kann, dass er eher Elemente der kognitiven Therapie in die Hypnotherapie hineinnimmt, als dass er hypnotische Beiträge zur kognitiven Verhaltenstherapie beisteuerte. Die folgenden Ausführungen werden dies, wie auch Yapkos Changieren zwischen Solidität und Provokation, immer wieder sichtbar machen.

Bilder von Hypnose

Yapko, der sich zuvor in seiner Dissertation mit NLP beschäftigt hatte (1981), ist wie Gilligan publizistisch zunächst mit einer hypnotherapeutischen Positionsbestimmung hervorgetreten, bei welcher er die Hypnotherapie nach Erickson von anderen Hypnoseformen abgrenzte. Die Kategorien sind in etwa mit denen Gilligans identisch. Yapko benennt neben einer traditionellen Hypnose eine standardisierte und eine utilisierende (1990). Traditionelle Hypnose ist die, welche davon ausgeht, dass PatientInnen persönliche Kraft und Ausstrahlung der Hypnotisierenden spüren, durch sie beeinflussbar sind und so durch direkte, auf das Symptom bezogene Suggestionen kuriert werden können. Standardisierte Hypnose ist bei Yapko dasselbe wie bei Gilligan, die Darstellung findet sich in Teil I des Buchs in Abschnitt 2. Die Hypnose der Utilisation entspricht weitgehend dem, was Gilligan den „kooperativen Ansatz“ nennt, wobei vielleicht Yapkos Betonung ein klein wenig mehr noch auf der Ressourcennutzung liegt, also dem strikten therapeutischen Benutzen alles dessen, was PatientInnen über ihr Problem hinaus noch von sich zeigen und was das Problem lösen hilft, indem es darüber hinausweist bzw. Kräfte mobil macht, derer sich die Betroffenen sonst nicht bewusst sind.

Im Unterschied zu anderen Therapie- und Beratungsverfahren, die sich ebenfalls ressourcenorientiert entwickeln (dazu etwa Nestmann 1996), liegen die in der Hypnotherapie aktivierten Ressourcen zumindest anfangs meist im Unbewussten und werden dann in spezifisch angesetzten Trancen aktiviert. Yapko demonstriert (anzuschauen in einem Video: Yapko 1995b), wie die Erinnerung an Wellenreiten dazu taugt, einerseits Risikobereitschaft, andererseits Sicherungsmechanismen und Konzentration auf das Wesentliche im selben therapeutischen Prozess zu stärken. Dies macht es möglich, Entwicklungen anzustoßen, welche auf anderem Wege nicht nur länger gedauert hätten, sondern auch das nicht gehabt hätten, was wir

„Komplexität in der Einfachheit“ nennen könnten und was für die Hypnotherapie oft typisch ist. Beispiele für Komplexität in der Einfachheit finden sich neben dem Ressourcennutzen vor allem im hypnotherapeutischen Umgang mit Träumen, welche nicht gedeutet oder in sonstiger Weise zerlegt (= analysiert), sondern als Möglichkeit gesehen werden, eine Arbeit im Symbol selbst zu beginnen. So lässt sich aus dem Traum eine neue Trance kreieren, in der probeweise Veränderungen durchgeführt werden. Man könnte diese Herangehensweise aus philosophischer Sicht vielleicht so formulieren: Das Symbol ist in jedem Fall anders als das, was seine Analyse zutage fördert. Es ist daneben größer und umfassender als das, was die Analyse enthalten kann. Kurz – seine „Komplexität in der Einfachheit“ macht es nahe liegend, beim Symbol selbst zu verharren, anstatt in der „Komplexität der Kompliziertheit“ einer Analyse das Heil zu suchen.

Eine wesentliche Unterscheidung, mit der Yapko aufwartet, ist die zwischen formeller und informeller Hypnose. Diese Begriffe weisen eine interessante Ähnlichkeit zur Terminologie der Kunst auf, da es formelle und informelle Malerei ebenfalls gibt. Letztere will im Gegensatz zu Ersterer nichts zeigen, vielmehr evozieren, setzt auf Gestus und Rhythmik des Moments und erzeugt so gegenstandslose, von spontanen Pinselstrichen geprägte Bilder. Wenn wir versuchen, dieses Modell der informellen Malerei erläuternd auf Yapkos Begriff einer informellen Hypnose zu übertragen, so finden wir, dass es tatsächlich Bezüge zwischen den Begriffen gibt. Informelle Hypnose heißt bei Yapko im Wesentlichen spontane Hypnose ohne vorherigen Hinweis auf das, was geschehen wird. Formelle Hypnose bedeutet entsprechend eine Hypnose, die sich stark am festen Ablauf orientiert und die vor allem sagt, was zu erwarten ist. („Ich schlage Ihnen nun eine Hypnose vor. Wollen Sie dort im Entspannungssessel Platz nehmen?“) Sie ist sinnvoll bei Personen mit einer Neigung zum therapeutischen Ritual und wenig Tendenzen zur Selbstblockade. Informelle Hypnose hingegen nützt dort, wo die Aussicht auf eine Hypnose bei PatientInnen eher Überforderungsängste, Missbrauchsbefürchtungen sowie die Skepsis gegenüber der hypnotischen Irrationalität nährt.

André Weitzenhoffer lernten wir schon im Zusammenhang mit Stephen Gilligan als einen Kritiker neuer Figuren der Hypnotherapie kennen. Die im ersten Teil dieses Buchs erwähnte Kritik eines so genannten standardisierten Ansatzes (Weitzenhoffer 1994) bezieht sich tatsächlich vor allem auf Yapko. Noch schärfer wird Michaels Vorstoß bewertet, *jede* einflussnehmende Kommunikation sei Hypnose. In der Tat ist diese Umschreibung jenen Definitionen vergleichbar, in welchen der Gegenstand, um überhaupt definiert werden zu können, quasi ausgelöscht werden muss. Beispielsweise erklärte ein Psychoanalytiker, in dessen Seminar ich saß, bündig: „Psychoanalyse ist, was ein Psychoanalytiker macht. Psychoanalyse ist das, was ich mache." Solche Sätze sind kaum geeignet, Inhalte zu erfassen. Vielmehr ersetzen sie die Mühe des Definierens und Unterscheidens durch eine Ausweitung des Begriffs, die dann in die Niederungen der Banalisierung führt. Eine „unsinnige Behauptung" nennt denn auch Weitzenhoffer die Idee, nach der Hypnose auch außerhalb des hypnotischen Rituals stattfindet und Trance ein alltägliches, in vielen Dialogen neu produziertes Erzeugnis ist (ebd., S. 16). Mit aller Vorsicht wird man jedoch fragen können, ob Weitzenhoffer, der in erster Linie Wissenschaftler ist und also wissenschaftliche Kriterien benötigt, hier nicht verkennt, wie Yapko der Therapie neue Impulse zu geben trachtet, indem er Hypnose als eine Kommunikationsform unter vielen beschreibt.

Die Hypnotherapie der Depression

Unumstritten ist im Gegensatz zu Yapkos Definitionsversuchen der Beitrag, den er zur klinischen Praxis geleistet hat. Auf der Basis „kognitive Therapie plus Erickson'sche Hypnotherapie" öffnete Yapko einen neuen Zugang zur Psychotherapie der Depression, was man kaum hoch genug veranschlagen kann, galt doch die Anwendung von Hypnose bei Depressionen ebenso wie bei Psychosen bis dato als Kunstfehler. Vor allem wurde immer befürchtet, Hypnose könne bei Depressiven geradewegs in den Suizid führen – eine Angst, welche Yapko auf den unsachgemäßen Einsatz der Suggestion in früherer Zeit zurückführt. (Geradezu erschüttert stellte ich fest, dass auch zwei Pioniere der Hypnotherapie, David Cheek und Leslie M. LeCron, in ihrem Klassiker *Clinical Hypnotherapy* (1968) behaupteten, Hypnose dürfe bei Depressiven allenfalls von Psychiatern angewendet werden. Dies, wohlgemerkt, schrieben ein Gynäkologe und ein

Psychologe, die damit implizit erklärten, selbst nie hypnotherapeutisch mit Depressiven gearbeitet zu haben.)

In seinem von Gilligan als „bahnbrechend“ gewürdigten Buch *Depression und Hypnose* (1995c) erläutert Yapko, dass dieses Verdikt nur hatte entstehen können infolge einer fehlerhaften Anwendung der Hypnose. Damit nicht genug, entwirft er ein tragfähiges Therapiekonzept zur Behandlung von Depressionen, dessen erste wesentliche Setzung die ist, dass in einer depressiven Lebensphase so viele negative Trancephänomene auftreten, dass bereits von einer negativen Hypnose gesprochen werden kann. Als Beispiele hierfür könnten wir die Verinnerlichung Depressiver sowie die Tatsache nennen, dass in der Depression eine völlig eigene Logik herrscht. Außenreize werden hinsichtlich bestimmter innerer Kriterien gefiltert („Ich merke schon gar nicht mehr, dass die Sonne scheint.“). Das Außen wird streng einseitig interpretiert („Klara geht es besser als mir; noch mit ihrer Multiplen Sklerose hat sie mehr Freude am Leben als ich.“). Auf der Körperebene erinnert uns die Katalepsie, oft eine Begleiterscheinung depressiver Perioden, sofort an hypnotische Phänomene. Dasselbe kann für ungewöhnliche Schlaffheit der Gliedmaßen gelten, die sich manchmal so anfühlen, als gebe es keinen Muskel mehr darin.

Depression ist eine Negativ-Nutzung von Hypnose, ist destruktive Selbsthypnose, um es zugespitzt auszudrücken. Dies zu wissen ist für HypnotherapeutInnen entscheidend, denn so können sie jene Fehler vermeiden, die vielleicht einmal dazu geführt haben mögen, dass Hypnose als für depressive Zustände kontraindiziert gehalten wurde. Sie werden nicht, wie naive Hypnotiseure, allzu positive Suggestionen verwenden, in denen vorgegeben wird, jemand werde sich wohl und sicher und entspannt fühlen. Hier könnte man gewiss sein, dass die Worte die engen Maschen der Depression nur in deformiertem Zustand passieren würden. Es dürfte damit zu rechnen sein, dass KlientInnen sie auf eine sehr unerwünschte Weise ihren Behandlern zurückgäben, etwa verbunden mit der Bemerkung: „Ich dachte, wie schön es wäre, mich so zu fühlen, wie Sie es sagten, aber so etwas liegt für mich in unerreichbarer Ferne.“ Damit dies nicht passiert und depressive PatientInnen nicht noch mehr abstürzen, ist es notwendig, behutsam und mit Wissen um die innere Logik der Trance vorzugehen.

Wie Yapko ausführt, befinden sich viele Depressive in einem Zustand negativer Dissoziation, d. h. einer gewöhnlich vorübergehenden inneren Spaltung. Dient die positive, nützliche Dissoziation dazu, ein Trauma oder eine belastende Erfahrung von sich fern halten zu können, so ist die negative Dissoziation dadurch gekennzeichnet, dass Menschen einen Zustand negieren und wegzudrücken versuchen. Sprachlich verrät sich dieses Muster in Äußerungen wie: „Ich verstehe mich selbst nicht" (Entfremdung), „So, wie ich dann bin, das bin gar nicht ich" (Zurückweisen von Anteilen, welche dem Ich-Ideal widersprechen) oder „Ich will das weghaben, ich will nicht mehr grübeln" (hier wird das Kind mit dem Bade ausgeschüttet und verkannt, dass im Grübeln auch Möglichkeiten liegen, die die Person nur noch nicht kennen gelernt hat).

Da das Falsche meist leichter zu tun ist als das Richtige, ist es natürlich ziemlich leicht, die Neigung zu negativer Dissoziation in PatientInnen zu verstärken. Wir tun dies schon, indem wir zum Beispiel begütigend sagen, dass wir alles tun wollen, damit unsere Patientin ihre Probleme „loswird". Dies polt sie negativ und wird wahrscheinlich schief gehen, denn „loswerden" kann sie ihre Nöte nicht. Nützlicher wäre es, in ihrem Verhältnis zu den Problemen einen Moment der Veränderung unterzubringen, ungefähr so: „Sie haben Ihre Probleme nun schon lange, und sie sind Ihnen vertraut. Manche kennen sie tiefer und intensiver, andere länger. Alle sind Ihnen vertraut. Weder Sie noch ich wissen, welches sich zuerst verändern wird. Auch wissen wir nicht, wie es sich verändern wird. Möglicherweise entdecken Sie zuerst einen Weg, wie Sie an ein wenig mehr Kraft gelangen, und dann fällt Ihnen ein, wo Sie sich ein wenig entlasten können. Auch ist es möglich, dass Sie zunächst einmal nur genau, ganz genau hinschauen möchten, um das, was Sie empfinden, wirklich von allen Seiten zu betrachten. Und wenn Sie dann merken, dass Sie ganz und gar auf ein Problem verzichten, es loslassen, alles unterlassen können, was mit diesem Problem zusammenhängt, dann wird es verschwinden. Es kann aber genauso gut sein, dass Sie es zunächst lieber nur ein wenig verringern oder verändern möchten, wie und an welcher Stelle auch immer."

Entscheidend für eine gelingende Behandlung Depressiver ist nach Yapkos Auffassung die Musterdurchbrechung. Darunter wird verstanden, dass eine Verhaltensweise in ihrem „natürlichen" (oft bedeutet dies: in ihrem automatischen) Ablauf gestoppt und so verändert wird. Da in einer Symptomtrance die immer gleiche Abfolge von Stimuli und von Reaktionen dasjenige ist, was die Trance aufrechterhält, wird die Trance umgekehrt natürlich durch ein Durchbrechen der Muster gestört. Tut man dies in einer konstruktiven, warmen Weise immer wieder, so erhält man, wie Yapko erläutert, die Chance, die Symptomtrance mit neuen Elementen zu füllen, welche nach und nach das depressive Erleben verändern. Damit dieser Prozess gelingt, müssen bereits im Vorfeld Erwartungen geklärt und, wenn nötig, verändert werden. Eines der wichtigsten Muster in der Depression ist nämlich das Errichten gigantischer Erwartungshügel, welche dann nicht zu erklimmen sind. Yapko wendet hier betont permissive Suggestionen an. Seinem Beispiel folgend sagte ich heute morgen einem Patienten, der sich in leichter Trance befand, folgende Sätze: „Sie und ich wissen, es ist schon der zweite, dritte oder womöglich schon der zehnte Versuch, ein glücklicher Mensch zu werden. Alle Versuche sind gescheitert, und wie gut – doch, es ist wirklich gut, auch wenn es nur wenig angenehm ist –, dass Sie nun wissen, dass Entwicklungen langsam beginnen. Oft ist der Aufstieg auf einen Berg besonders mühsam am Anfang. Schritt für Schritt, und bloß so wenige Meter. Und wieder Schritt auf Schritt, und wieder für wenige Meter. Endlich, nach einer Weile dann die Erkenntnis, nun schon ein ganzes Stück gestiegen zu sein. Viel ist es nicht, aber immerhin etwas. Bewegen ist wirklich Bewegen, etwas anderes als Stillstand. Und womöglich werden Sie, wenn Sie – ganz allmählich – wieder merken, dass das Bewegen sie weiterbringt – langsam, stetig –, stolz sein. Anfangs nur wenig, vielleicht fast gar nicht. Dann später ein bisschen mehr. Alles langsam fortschreitend, langsam und stetig den Berg hinauf."

Ein Modell

Um die Vorgehensweise Yapkos hinsichtlich überhöhter Erwartungen zu illustrieren, ist ein weiteres, etwas ausführlicheres Beispiel geeignet. Ich arbeitete mit einer depressiven Patientin, einer Flötenlehrerin, bei der keine der bisherigen Therapien gefruchtet hatte. Psychopharmaka hatten sie gedämpft, die kreisenden Gedanken aber nicht gestoppt. Eine tiefenpsychologisch angelegte Therapie beim psychotherapeutisch qualifizierten Frauenarzt brach die Patientin ab, da sie feststellte, sie müsse dort „quasseln ohne Ende, ohne dass mir das hilft". Kognitive Verhaltenstherapie hatte sie blockiert mit dem Hinweis, für Protokolle und Hausarbeiten zu schlapp zu sein. (Yapko betont, wir dürften dergleichen keinesfalls abwimmeln oder als mangelnde Motivation brandmarken – vielmehr seien viele Depressive tatsächlich so geschwächt, dass sie zu Beginn einer Behandlung nur geringe Belastungen ertrügen).

Ich gab der Patientin, während sie sich in einer leichten Trance befand, folgendes Modell: Zunächst, sagte ich, sei ihr Zustand einem tiefen Basston vergleichbar, der fortlaufend angeschlagen würde. Ein unangenehmer, schrecklich tiefer und abgründiger Ton – gewissermaßen ein Infraschall der Seele. Er dauere in einem fort – oder jedenfalls fast. Für Zehntelsekunden – manchmal – würde er unterbrochen von einem höheren Ton, so kurz, dass man ihn kaum wahrnehme. Dies passiere nur selten, aber immerhin, es passiere. Unser Ziel, behauptete ich, sei zunächst nur dies: Die Häufigkeit oder die Länge dieser Minimalunterbrechungen zu steigern. Keinesfalls würde der Basston sich ändern – bloß der höhere Ton erscheine ein klein wenig häufiger oder um eine Winzigkeit länger. Ob sie mir zustimme, dass dies eine Veränderung sei?

„Ja."

„Gut", sagte ich in bestärkendem Tonfall.

Nach einiger Zeit wären wir vielleicht so weit, dass die höheren Töne schon deutlich häufiger aufträten, verglichen mit früher. Oder sie waren länger geworden. Oder beides. Traten sie früher einmal im Monat für eine Zehntelsekunde auf, so nun womöglich einmal in der Woche für eine halbe Minute. Ob dies eine Veränderung sei?

„Ja."

„Fein", meinte ich, wieder bestärkend.

Nach etwa der Hälfte der Therapie wären wir so weit, dass die hohen Töne nun schon wesentlich öfter gespielt würden als früher. Dabei blieben jedoch die Basstöne weiterhin tief. Schrecken sei Schrecken, das Entsetzliche entsetzlich, daran beiße die Maus keinen Faden ab. Immerhin, die Dauer des Entsetzlichen sinke nun spürbar gegenüber früher, und wenn man dies aufzeichne, dann sei die Veränderung auch sehr deutlich. An dieser Stelle bat ich die Patientin, die Augen zu öffnen, und malte ein Notenblatt und drei Melodien vor ihr auf, welche die beschriebenen Verläufe illustrierten.

Endlich, führte ich weiter aus, kämen wir an folgenden Punkt: Tiefe und hohe Töne träten mit gleicher Häufigkeit auf und seien, wenn man es aufrechne, auch von gleicher Dauer. Mit diesem Ergebnis gäben sich die meisten PatientInnen zufrieden, denn sie sagten, das Leben bestehe halt aus Freuden und Leiden. Ob sie das auch meine?

„Nein", sagte die Flötenlehrerin, „ein bisschen mehr Schönes als Schlimmes würde ich gern erleben. Oder zumindest würde ich mich gerne so fühlen, als ob."

Ich stimmte ihr zu und zeichnete eine letzte Tonfolge auf, bei der die hohen Töne die tiefen Töne an Häufigkeit des Auftretens und an Dauer schlugen. Dies sei das Maximum, das erreichbar sei – eine großartige Bilanz. Auch hierbei sei der Schrecken schrecklich, dies werde vermutlich immer so sein. Schrecken sei Schrecken, man könne ihn nur verkürzen. Meine Patientin nickte. Die Therapie begann, wobei wir immer wieder auf diesen Verlauf Bezug nahmen und einschätzten, in welchem Stadium wir uns befanden. Sie verlief gut, und am Schluss ordnete sich die Frau wirklich im letzten, d. h. günstigsten, Stadium ein.

Das beschriebene Modell ermöglicht, PatientInnen eine realistische Anschauung von Veränderung zu vermitteln, die es ihnen zugleich „erlaubt", tiefere Krisen ohne „schlechtes Gewissen" zu erleben. Neben dem Faktor „Erwartungen" enthält es auch einen Verweis auf die veränderte Zeitwahrnehmung in der Therapie. Viele Depressive klagen, die Zeit wolle nicht vergehen. Diese Erlebnisweise ist im langsamen, mühsamen Gehen der kleinen Schritte angeritzt worden. In einem späteren Stadium der Therapie, vielleicht nach fünfzehn oder zwanzig Sitzungen, lässt sich die Metapher wieder aufnehmen, um dann Zeit als variable Größe erfahrbar zu machen und so mit unterschiedlichen Empfindungen zu paaren. Auf diese Weise wird ein Patient wieder ein Gefühl dafür bekommen, dass er Zeit schnell oder langsam vergehen lassen, sie sogar stillstehen lassen kann – jedenfalls für seinen Eindruck. An dieser Stelle ist dann erreicht worden, dass er sich wieder als kontrollfähig, d. h. als bedeutenden Faktor, wahrnimmt. Zugleich erfährt er, dass Depression viel weniger mit der Tiefe des Entsetzens zu tun hat als mit dessen Verewigung. Der Attributionsstil eines Menschen ändert sich damit. Nahm er zuvor an, er sei machtlos, unfähig und zugleich an allem Schuld, so kann er jetzt empfinden, dass er handelt, Einfluss nimmt und sich zugleich mit vorgegebenen Dingen beschäftigt, die er aber manipulieren kann. An diesem Punkt wird er möglicherweise beginnen, sich alten Problemen zuzuwenden, deren Wirkung noch in die Gegenwart hineinstrahlt. Yapko nennt dies „Mit neuen Ressourcen in alte Probleme gehen". Dieses Verfahren ist natürlich nicht auf die Behandlung von Depressionen begrenzt, sondern spielt grundsätzlich in der hypnotherapeutischen Arbeit eine Rolle.

Das Modell lässt sich, je nach Bezugssystem der PatientInnen, in viele Metaphern fassen, solange die Grundbotschaft gewahrt bleibt. Als ich es in einer Gruppe vorstellte, schlug eine Kollegin vor, das Erleben von Sonnen- und Regentagen als Metapher zu nehmen. Andere werden lieber Metaphern wählen, die sowohl passive als auch aktive Komponenten beinhalten. Auf Sonne und Regen hat man keinen Einfluss, Töne aber können sowohl gehört als auch gespielt werden, d. h., die Person tritt in diesem Modell sowohl als Reizquelle als auch als Stimulierte in Erscheinung.

Primat der Zukunft?

Eines seiner bekannteren Bücher hat den Titel *When Living Hurts* – wenn es wehtut zu leben (Yapko 1988). Nun, wir alle wissen, wie schlimm Zeit werden kann, wenn wir leiden. Dann ist es wichtig, die Zukunft wieder zu öffnen. Yapko betont in besonderem Maße die Bedeutung der individuellen Zukunftskonstruktion, denn „… without a compelling vision of the future life is just a series of nows …".

Eine Serie von „Jetzten" also. Das klingt eigentlich nicht schlecht, propagierte doch etwa die Gestalttherapie den unbedingten Primat des „Hier und Jetzt". So ist die Frage erlaubt, was denn daran unbedingt so schlimm sei, sich einer Serie von „Jetzten" anzuvertrauen …

Mir scheint, Yapko lenkt hier den Blick darauf, dass ausgeprägte Jetzt-Orientiertheit natürlich leicht zu erhöhter Frustrationsbereitschaft führt. Ein extremes Beispiel sind die afrikanischen Gefangenen, die im Burenkrieg manchmal wegen geringfügiger Vergehen in Käfige eingesperrt wurden und dann zum Erstaunen der Kolonialleute starben. Da es in ihrer Vorstellung kein Morgen gab, wurde das Aktuelle zum Ewigen, und eingesperrt zu sein bedeutete, für immer eingesperrt zu sein. Es war kein lässiges „Morgen ist's vorbei" möglich angesichts einer Hölle auf ewig …

Hölle auf ewig? Ja, das ist es wohl genau, was Depressive empfinden. Und man begreift, warum Yapko nicht für das „Hier und Jetzt" plädiert, das freilich auch seinen Raum bekommen wird, in der besseren Zukunft nämlich. Man wird sich die bessere Zukunft, auf die die Therapie hinsteuern soll, ja kaum als etwas denken, das dann seinerseits wieder nur zukunftsgerichtet ist. Vielmehr geht es um das Erreichen eines entfernten Zustands, in dem dann das „Hier und Jetzt" lebenswert sein wird.

Aber auch das will gelernt sein. Ich lese in den Lebenserinnerungen des Literaturkritikers Fritz J. Raddatz (2003). Da stoße ich auf eine bittere Stelle, in der Raddatz bedauert, sich nie ganz dem aktuellen Genuss hingeben zu können. Morgens im Bett nach dem Erwachen denke er ans Schwimmen, das bald folge, beim Schwimmen an den köstlichen Orangensaft zum Frühstück und beim Frühstück dann an die Zigarette danach. Überspitzt gesagt, bedeutet dies: Raddatz ist immer mit der Zigarette danach beschäftigt. Was nahe legen würde, dass er von einer Gestalthaltung eher profitieren würde, während ein chronisch depressiver Mensch tatsächlich der Perspektive bedürfte, dass das nicht so bleibt.

Jetzt *und* Morgen. Ein Fallbeispiel

Die folgende kleine Sequenz zeigt, wie die Arbeit mit der Zukunft auch auf eine andere, Gegenwart und Zukunft gleichermaßen würdigende Weise möglich wird:

Urs, ein Unternehmensberater, der nach Scheidung und einem finanziellen Desaster in die Mühlen des Selbstzweifels und An-sich-selbst-Verzweifelns geriet, bat ich, sich in Trance selbst zu doppeln und einen der beiden Urs' dann das Problem schon hinter sich haben zu lassen. Er nehme dann sich selbst also zweimal wahr. Einmal als den, der er heute sei. Dann aber auch als den Urs einer glücklichen und gesunden Zukunft, wobei gesund und glücklich vermutlich dasselbe meine.

Tatsächlich sah sich Urs nach einigen Minuten im Abstand von ca. zwei Jahren, gelöst und heiter, anders gekleidet und an neuen, ihm bislang fremden Orten. Ich erkundigte mich, ob der Urs der

Zukunft denn auch mit ihm, dem aktuellen Urs, hier und heute Kontakt aufnehmen könne?

Kein Problem, ja.

Ob er dem aktuellen Urs Antworten zu geben bereit sei?

Das sei er, doch.

Ob er auch bereit sei, als Berater zur Verfügung zu stehen für das Unternehmen „Heutiger zweifelnder Urs“?

Kurze Pause. Dann ein Lächeln.

„Ja, oh ja …"

Was denn zu tun sei?

Er solle damit beginnen, eine bestimmte Fernsehsendung nicht mehr anzuschauen, mit deren Helden er sich immer vergleiche.

TV führt bekanntlich zu Vergleichen, denen kaum jemand standhält. (Wie sagte Steve G.? „There are people that are born, they watch TV and they die …“) Daher betonte ich, wie sinnvoll mir diese Weisung erschien, und fügte hinzu, es gebe aber gewiss noch mehr, was der gesunde, glückliche Urs der Zukunft ihm mitteilen könne für das Unternehmen „Urs aktuell“. (Leserin, Leser, Sie haben es gemerkt – ich habe hier einen Wechsel vollzogen zu der Urs geläufigen Unternehmensberatersprache.)

Kurze Pause. Dann ein heftiges Nicken, und Urs öffnete die Augen.

„Okay“, lächelte er, „das ist ein Ansatz. Der gesunde, glückliche Urs der Zukunft meint, ich hätte alles, was ich werden wollte, doch schon jetzt. Dass meine Frau das nicht erkannte, das ist schade. Aber der Zukunfts-Urs meint, es spreche nicht gegen ein Produkt, dass jemand es nicht will. Beide können okay sein. Und trotzdem kommt es nicht zusammen.“

Wir vereinbarten, Urs solle in leichten, gleichsam beiläufigen Trancen mit seinem gesunden, glücklichen Doppel aus der Zukunft immer wieder Kontakt aufnehmen. Jener sei jetzt sein Coach, der genau wisse, was zu tun sei. Wenige Sitzungen nach der beschriebenen Sequenz eröffnete mir Urs, er brauche mich nun nicht mehr, es gäbe ja jetzt jemand anderen …

Suggestion und sexueller Missbrauch

Selten betonen diejenigen, die sich für hypnotherapeutisches Arbeiten stark machen, die Grenzen der Hypnose – außer, um sich vor überzogenen Erwartungen zu schützen. Auch wird kaum je auf die Schattenseiten, die eine Therapieform notwendigerweise hat, eingegangen. Yapko aber, mit einem hohen gesellschaftspolitischen Verantwortungsgefühl ausgestattet, macht genau dies, die negativen Möglichkeiten seiner Disziplin, zum Gegenstand seines wohl umstrittensten Buchs *Fehldiagnose: Sexueller Missbrauch* (1996). In Amerika erschien das Buch mit einem schöneren, klarer auf die Rolle der Hypnose bezogenen Titel, es hieß dort *The Suggestion of Abuse* (1994b). Die New York Times nannte es eines der besten Bücher des Jahres 1994.

Als Familientherapeut war Michael Yapko, wie er erläutert, in zunehmendem Maß konfrontiert mit Eltern, die äußerten, ihre erwachsenen Kinder würden sie des sexuellen Missbrauchs in früher Kindheit anklagen. TherapeutInnen hätten den Kindern erklärt, sie seien missbraucht worden, dies sei klar. Die Zeichen wiesen eindeutig darauf hin. Oder sie – die TherapeutInnen – hätten Hypnose eingesetzt, die einen Missbrauch zutage gefördert hatte. Yapko erklärt, das offensichtliche Leiden der Eltern, welche womöglich tatsächlich unschuldig waren, habe ihn gerührt und schockiert. Er nahm sich daher der Frage an, inwieweit Hypnose reale Lebensereignisse durch Altersregression hervorholen kann, bzw. inwieweit das, was in Trance „erinnert“ wird, ein Fakt von therapeutischer, politischer oder juristischer Relevanz sein kann.

Um die Vorgehensweise und das Hintergrundwissen seiner Kollegen und Kolleginnen zu untersuchen, führte er eine Fragebogenaktion durch, in welcher er den Kenntnisstand über Hypnose und über Gedächtnisprozesse maß und außerdem fragte, wie in der Praxis mit Verdacht auf zurückliegende sexuelle Misshandlung umgegangen würde. Das Ergebnis, so Yapko, sei frappant gewesen: Ein großer Teil der TherapeutInnen gab an, wenn die PatientInnen glaubten, sich an etwas zu erinnern, dann müsse man ihnen zustimmen und diesen Glauben stärken. Sie meinten auch, dass in Trance erinnerte Missbräuche stets echte Missbräuche seien – also niemals etwa Symbole, Verbildlichungen von Gefühlen oder Vergleichbares. Schließlich sagten nur 37 % der Befragten aus, sie würden versuchen, einen vermuteten Missbrauch zu verifizieren, d. h. zu prüfen, ob ein Missbrauch in der innerlich erlebten Weise auch äußerlich, also im Sinne einer nachprüfbaren Tatsache, stattgefunden haben könnte.

Yapko erweckt gelegentlich den Eindruck, an die Möglichkeit der Verdrängung oder des Vergessens von sexuellen Missbräuchen nicht recht glauben zu wollen. Dies dürfte damit zu tun haben, dass er sich gegen eine gesellschaftliche Strömung wendet, die in den Vereinigten Staaten sehr stark (gewesen) ist. Das destruktive Potenzial, das er in ihr vermutet, erstreckt sich keineswegs allein darauf, dass Unschuldige vor Gericht gezerrt und zu Unrecht verdammt werden. Dies allein wäre schon schlimm genug, und wer einmal eine derartige Hexenjagd mitansehen musste, der weiß, welcher Hass und welche Bosheit dabei befreit werden können. Um ein düsteres Beispiel zu geben: Ein bekannter Hypnotherapeut wurde des sexuellen Missbrauchs der Kinder, mit denen er arbeitete, angeklagt. Unter dem Druck des auf ihn eindrängenden Zorns brachte er sich um. Heute weiß man, dass die Anklage zu Unrecht erfolgt war. Zudem wird Yapkos Haltung gerechtfertigt durch eine sich bereits abzeichnende, erschreckende Konsequenz suggerierter Missbräuche. Erweist es sich nämlich nach und nach, dass viele der angeblichen Missbräuche nicht stattgefunden haben, dann wird es schwierig werden, die wirklichen Missbräuche noch festzustellen. Missbrauchte Personen werden dann generell als Lügner dastehen, Frauen als Hysterikerinnen, Kinder als Trickser. Kurz, die eben erklommene Stufe, auf der wir der Tatsache des Missbrauchs ins Auge blicken, würde wieder verlassen, und es ginge zurück in jenen Keller, aus dem wir in dieser Hinsicht kamen und in welchem sich schreckliche Dinge im Halbdunkel vollziehen können, an die dann niemand mehr rührt. Wohltuend da die ruhigen Ausführungen der kognitiven Verhaltenstherapeutin Helen Kennerley, die ausführlich darlegt, wie Missbräuche zu erkennen sind, wie sie Gedankenmuster verändern und wie diese wiederum therapeutisch verändert werden können (2003).

Was ist zum Beispiel mit ritueller Folter und sexueller Ausnutzung von Kindern in Geheimgesellschaften? Sicher, derlei Geschichten wurden immer über unliebsame gesellschaftliche Gruppen kolportiert, doch im letzten Jahrzehnt mehrten sich die Hinweise, dass an diesen Geschichten etwas „dran" ist. Autoren wie Ofshe und Watters (1996) haben sich der Frage gewidmet, inwieweit satanistische Zirkel oder andere geheime Gesellschaften wirklich für ein solches Unmaß an Grässlichem verantwortlich sein können, wie es in Therapien erinnert wird. Sie zitieren den FBI-Beamten Ken Lanning, welcher 300 Fälle von Missbrauchs- bzw. Foltererinnerung untersuchte und nicht einen Beweis dafür fand, dass sich wirklich etwas zugetragen hatte. Demgegenüber stehen dann natürlich Reportagen wie etwa von Pfaller (1997) oder Stratenwerth (1997), in denen knapp die realen Hintergründe von Kindesmisshandlungen in Sekten erörtert werden – bei nachprüfbarer Faktizität. Stratenwerth zitiert zudem einen anderen Hypnosefachmann, Onno van der Hart, der festhält, einerseits hätten wir keine Beweise für das Treiben satanistischer Zirkel, andererseits mehrten sich die Fälle, in denen wir mit offensichtlich schwer Traumatisierten zu tun bekämen, die von genau diesem Treiben erzählten. Zudem gibt es aufgearbeitete Einzelfälle wie den einer Frau, die, einst selbst Opfer grausamer Riten, später zur Täterin in satanistischen Gruppen wurde (Fröhling 1996).

Yapko ist unter allen Autorinnen und Autoren, die sich mit dem Thema „sexueller Missbrauch" beschäftigen, derjenige, der explizit die Funktion der Suggestion in der Missbrauchserinnerung unter die Lupe nimmt und dabei die Entdeckung macht, dass nicht selten die Therapierenden selbst es sind, die den Missbrauch begehen – indem sie, bei bester Absicht, PatientInnen dahingehend manipulieren, Ereignisse als zu ihrer Biografie gehörig anzusehen, die niemals stattgefunden haben. In der Folge brechen Menschen zusammen, Familien auseinander; Yapko, der dies mit demselben Schmerz konstatiert, wie er ihn zuvor den „wirklichen" Missbrauchsopfern gegenüber hat erkennen lassen, billigt zwar allen Beteiligten zu, ihrem Gewissen und ihren Überzeugungen zu folgen. Freilich erscheinen ihm einige dieser Überzeugungen (etwa die, das Gedächtnis sei eine Art Aktenschrank, in welchem die Ereignisse unverändert aufbewahrt blieben bis zu dem Zeitpunkt, zu dem man sie herausnehme) fragwürdiger als andere.

Indem er die Positionen seiner eigenen Bezugsgruppe untersucht und infrage stellt, zeigt er auf, wie sehr diese den Moden folgen und vom Zeitgeist umweht sind. Während Yapko dies sichtbar macht, beginnt er in eine Position hineinzuwachsen, die BehandlerInnen eher selten suchen, obwohl sie ihnen gut ansteht – er wandelt sich vom Hypnotherapeuten zu einem Kulturkritiker, der das destruktive Potenzial seiner eigenen Methode und die Ausschreitungen seiner eigenen Zunft seziert. Dabei läuft er gelegentlich Gefahr, sein therapeutisches Renommee aufs Spiel zu setzen, indem er allzu selbstgerecht auftritt. Süffisant wurde in einer Glosse der Zeitung *Die Woche* darauf verwiesen, dass Yapko *The Suggestion of Abuse* seiner Frau Diane gewidmet hat. In der Widmung betont er, wie gern er bald mit ihr auf einer tropischen Insel stranden würde. *Die Woche* spottete, so etwas mache sich in einem Buch über Missbrauch zweifellos gut, und ohnehin lasse es tief blicken, wenn ein Psychologe seiner Frau eine Abhandlung über sexuellen Missbrauch in der Therapie zueigne ...

Sexueller Missbrauch in der Therapie

Bisher sprachen wir im Wesentlichen von Missbrauch, der in der Kindheit erfolgte bzw. nicht erfolgte. Wir arbeiteten unvollständig, bezögen wir nicht eine Sphäre in unsere Erörterung mit ein, die Yapko zwar nicht ausdrücklich nennt, die aber mit seinen Überlegungen in engem Zusammenhang steht. Gemeint ist die Frage nach sexuellem Missbrauch Erwachsener. Sex von Ärzten mit Patientinnen, die unter Narkose stehen, erotische Spiele mit Psychotherapie-Patienten oder Prüfungskandidatinnen, Nötigungen durch Polizei oder Angehörige von Detektivbüros, durch Soldaten usw. – dies sind die Felder, auf denen sich die sexuelle Ausnutzung Erwachsener gewöhnlich abspielt. Mit anderen Worten, der sexuelle Missbrauch Erwachsener definiert sich durch ein Verhältnis, in dem Erwachsene ein Stück ihrer „Erwachsenheit" verlieren und sich einer Autorität entweder in die Hände geben oder dieser Autorität von vornherein ausgeliefert sind. Am heftigsten diskutiert wurde in den vergangenen Jahren der Missbrauch in der Psychotherapie; eine Diskussion, die naturgemäß alle Therapeutinnen und Therapeuten berührt hat.

Sexueller Missbrauch von PatientInnen scheint einerseits eine nicht ausrottbare, abstoßende Erscheinung in der Geschichte der Psychotherapie zu sein. Bereits Mesmer wurde als „Täter" verdächtigt, und zumindest ein Fall sexuellen Missbrauchs einer Patientin ist aus den Zeiten des frühen animalischen Magnetismus nachweisbar (Bongartz u. Bongartz 1993). Auch der berühmte Missbrauch der Analysandin (und späteren Psychoanalytikerin) Sabina Spielrein durch C. G. Jung gehört in diese Rubrik (vgl. dazu Martynkewicz

1999; Olvedi 1992). Andererseits ist in den letzten Jahren kollektiv erstmals über die Dimension „Schuld" nachgedacht worden. Zuvor war der sexuelle Kontakt zu Patientinnen für ihre Behandler keineswegs ehrenrührig. Manche Diskussion der 60er- und 70er-Jahre ging sogar der Frage nach, inwieweit es für Patientinnen nicht förderlich sei, wenn der Therapeut mit ihnen schlafe.

Eine besonders heikle Situation ist die, in der PatientInnen nur mutmaßen können, in der Therapie missbraucht worden zu sein, hierfür aber keine klaren Erinnerungen vorliegen. Man mag einwenden, dass das kaum möglich sei. Normalerweise wissen Menschen doch, ob sie missbraucht worden sind, oder nicht? Zwar kann solch ein Wissen mit mehr oder weniger Erfolg verdrängt werden, doch ist es meist leicht emporzuholen, wie Interviews etwa mit Frauen zeigen, die zu Ende des Zweiten Weltkriegs von Besatzern vergewaltigt worden waren. Daher dürfte es doch ein Leichtes sein, die Frage sexueller Ausnutzung in einer Therapie einwandfrei zu klären.

Wer so spricht, verkennt, dass es sehr wohl Situationen geben kann, wo eine Person aus irgendwelchen Gründen keine bewusste Erinnerung an einen Missbrauch besitzt, zugleich aber mit dem Verdacht auf Missbrauch lebt. Solch ein Verdacht kann unterschiedlich begründet sein. Um ein paar Beispiele zu geben: Vaginalbeschwerden nach einer Operation, ungewöhnlicher Ausfluss nach Narkose, seltsame Missbrauchsträume oder -assoziationen, an denen „etwas zu sein scheint". Das Gefühl sexueller Ausnutzung nach einer ungewöhnlich intensiven körpertherapeutischen Übung kann ebenso Anlass zur Wahrheitssuche geben wie die vage Erinnerung, während der Prüfung vom Prüfer irgendwie angefasst worden zu sein. Gelegentlich werden solche Vermutungen schier unabweisbar. Die betroffenen Personen haben dann natürlich das Bedürfnis zu klären, was geschehen ist. Manchmal gehen die Betroffenen zur Anwältin, manchmal zu einem Psychologen, manchmal machen sie beides. Die von den Fachleuten vorgeschlagene Lösung heißt gelegentlich: Hypnose. Sie bringe, so hoffen alle Beteiligten, die Wahrheit ans Licht.

Echte und falsche Erinnerung in Hypnose

Nach wie vor tobt ein heftiger Kampf um die Frage, ob Erinnerungen in Hypnose echte Erinnerungen sind oder nicht. Hypnose hat nachweislich in verschiedenen Fällen dazu geführt, dass die Justiz Informationen bekam, die im Wachzustand nicht gegeben wurden und die geeignet waren, Täter zu überführen. So erinnerte sich 1968 eine Frau Harding unter Hypnose an verschiedene Einzelheiten, die belegten, dass sie vergewaltigt worden war. Wohl hatte sie Spuren vom Sperma des Angeklagten in ihrer Vagina, doch die können natürlich auch durch einen einvernehmlichen Geschlechtsverkehr hineingelangt sein und sind daher als Beweismaterial nicht ausreichend. Hypnotische Trance schuf somit hier durch Zutagefördern von zusätzlichen, den Tathergang betreffenden Informationen die Möglichkeit, dem Opfer Gerechtigkeit widerfahren zu lassen (zitiert nach Wiesendanger 1985).

Dem „Fall Harding" steht ein anderer, nicht minder berühmter gegenüber. Es geht dabei um „Sybil" alias Sybil Dorsett, ein oft zitiertes Beispiel für eine multiple Persönlichkeitsstörung. Bei dieser (diagnostisch umstrittenen) Störung, die eine extreme Dissoziation auf Dauer bedeutet, spaltet ein Mensch infolge von Traumata seine Persönlichkeit in Teilpersönlichkeiten auf, die untereinander nur geringe Verbindung haben. Sybil Dorsett hatte, wie ihre Therapeutin Cornelia Wilbur angab, insgesamt sechzehn Teilpersönlichkeiten infolge von Misshandlungen durch ihre geistesgestörte Mutter. Der Psychiater Herbert Spiegel jedoch, der Sybil Dorsett in schwierigen Phasen untersucht und mitbehandelt hat, erklärt, dass Sybil alle ihre Teilpersönlichkeiten nur infolge von Suggestionen ihrer Therapeutin bildete (zitiert nach Lau 1997). Dies ist eine tragische Variante des Phänomens, welches Bandler und Grinder (1984) einmal im Zusammenhang mit der Transaktionsanalyse erwähnten. Die Autoren erklärten nämlich, diverse Personen zu kennen, welche mit dem Kontakt ihres Eltern-Ichs zum Kind-Ich Probleme hätten. Alle diese Personen seien transaktionsanalytisch behandelt worden …

Therapiemodelle können, indem sie Erklärungen anbieten, auch Störungsbilder „erschaffen". Hypnose kann aufdecken, aber auch suggerieren. Um das Ausmaß dieser Fehlerquellen zu reduzieren, schlug der Experimentalpsychiater Martin Orne schon 1979 verschiedene Maßnahmen vor, so etwa die Videoaufzeichnung der hypnotischen Befragung, um hernach suggestive Fragen des Diagnostikers identifizieren zu können (1979). Hierbei muss man allerdings in Kauf nehmen, dass das Filmen intimer Momente (hypnotische Erinnerung ist zweifellos ein intimer Moment) ein starker Stressfaktor sein kann und so ebenfalls Einfluss nimmt. Die Frage stellt sich daher stets von neuem, wie und mit welchem Aufwand mittels Hypnose Wahrheit im Sinne von Faktizität erhebbar ist.

Die auch von Yapko vertretene These, wonach ein totales Vergessen von Traumata nicht möglich ist, hat Widerspruch auf den Plan gerufen. Zu den wichtigsten Gegnern der „false memory"-Bewegung gehören Onno van der Hart und Ellert Niejenhuis. Einem Modell folgend, das vor allem auf Pierre Janet aufbaut, nehmen sie an, dass Erinnerungen zwar nicht einer Amnesie anheim fallen, jedoch im Sinne einer Dissoziation abgespalten werden und gleichsam in andere, dem Bewusstsein nicht zugängliche seelische Zimmer abgeschoben werden können.

In späteren Arbeiten entwarf Niejenhuis (1999) Diagnosekriterien für ein eigenständiges Zustandsbild, die „somatoforme Dissoziation", bei der Traumatisierungen bis ins Körpererleben hinein abgespalten seien. Van der Hart und Niejenhuis glauben darüber hinaus, dass ForscherInnen wie Yapko irren, wenn sie davon ausgehen, dass Erinnerung immer mit kognitiven Verarbeitungsprozessen, Fantasie u. Ä. verbunden ist. Vielmehr sei, so erklären sie, dies nur dort der Fall, wo es sich um gewöhnliche Erinnerungen handle. Diese so genannten semantischen Erinnerungen seien in der Tat eher Rekonstruktionen, deren Gehalt an Fakten variiere. Anders aber verhalte es sich mit traumatischen Erinnerungen. Diese seien stets reproduktiv, schüfen also nicht neu, sondern spulten ein Ereignis wie eine Videosequenz wieder und wieder ab, ohne dass der Inhalt dabei Änderungen unterworfen sei (van der Hart u. Niejenhuis 1995).

Unsere Erörterung wäre unvollständig, wenn wir nicht in diesem Kontext zwei Punkte nennen würden. Der erste ist der, dass bei hypnotisch-diagnostischer Arbeit nach Möglichkeit der Einfluss von Medikamenten oder sonstigen Drogen, die Erinnerungen fälschen können, ausgeschlossen sein sollte. Van der Hart und Niejenhuis gehen davon aus, dass das Trauma eine stabile, überdauernde Erinnerungsspur ist. Diese Spur hat nun aber ein biochemisches Korrelat – eine Proteinbildung am Zellenrand. Chemische Mittel können mutmaßlich diesen Prozess beeinflussen, ohne dass wir wissen, wie. David Cheeks Forschungen haben gezeigt, dass bei Anästhesien zwar gehört und erinnert wird – jedoch keineswegs in korrekten

Sinnzusammenhängen. Vielmehr ist die Gefahr der Verzerrung von Gemeintem hier außerordentlich groß, sodass Cheek folgerichtig empfahl, beim Sprechen am Operationstisch nur eindeutig positive Äußerungen zu tun, da alles andere missdeutbar wäre (vgl. Cheek 1994; weiter auch Milzner 1996a).

Der zweite Punkt ist der, dass Erinnerungen sich verschieden ausdrücken und in unterschiedlichen „Gewändern“ zeigen können. Ich hatte einmal eine Patientin, bei der eine diffuse Erinnerung an die Möglichkeit eines Missbrauchs vorlag, die sie zu klären wünschte. Nach einer ersten Phase des Kontaktaufbauens und stärkender Tranceerfahrungen machte sie mehrfach Altersregressionen, die aber immer an einem Punkt stockten. Da sie offensichtlich Angst vor dem Erkennen hatte, war vor einem weiteren Versuch eine erneute Ich-Stärkung erforderlich. Als es schließlich möglich war, das Ereignis zu fassen, geschah dies in einer seltsamen Form. Die Patientin kehrte zurück und sagte, sie wisse nun alles, könne es aber nicht sagen. Ich nahm an, sie wolle lieber nicht davon sprechen, und akzeptierte natürlich. Doch die Patientin sprach weiter und erläuterte, sie habe weder gesehen noch gefühlt, auch nicht gerochen oder sonst eine sinnliche Erfahrung gehabt. Keine Stimme, keine Briefe, keine Geschehnisse, nichts. Nur ein Wissen, ganz plötzlich, das sie verbal nicht ausdrücken könne. Das aber genüge, um sie zu erleichtern. Ich vermutete erst, dass sich das Erlebnis dieser Frau in einem Stadium vor der Sprachbildung vollzogen hatte, aber dies ergab allein keinen Sinn. Warum hätte sie dann keine Sinneserfahrungen haben sollen? Einige von uns haben Geburtserfahrungen wiederholt und wissen, dass dies möglich ist. Warum also hier nicht? Eine Lösung des Problems bestünde darin, in uns Möglichkeiten der Erkenntnis anzunehmen, welche mit den Sinnen absolut nichts zu tun haben und die auch nicht sinnlich mitteilbar sind. Innere Rückkopplungsschleifen, wenn man so will, nur für einen selbst bestimmt. Gigantische Ressourcen, sicher, doch natürlich für juristische Entscheidungen kaum verwendbar.

Ein konkreter Fall

Um die Brisanz des Themas fassbarer zu machen, möchte ich einen Fall vorstellen, wie er in der Praxis eintreten kann. Es geht um Anja, eine junge Mutter, die den Verdacht gegenüber ihrem Gynäkologen entwickelte, er könne sie während der üblichen Untersuchungen in der Schwangerschaft zur Befriedigung eigener Bedürfnisse benutzt haben. Vor allem der Eindruck, er habe ihre Scheide ohne Handschuh befühlt, drängt sich ihr immer wieder auf. Sie wird dann unruhig und bewegt sich möglichst viel mit dem Kind auf dem Arm hin und her. Allerdings, sagt sie, spüre sie auch, dass die ständig in ihrem Inneren bohrende Frage ihr Kraft abziehe, sodass sie fürchte, das Kind zu vernachlässigen. So kommt sie und wünscht sich von mir, dass wir mit Hypnose aufklären, ob der Gynäkologe sie wirklich missbraucht hat oder nicht.

Klar, dass sich hier sofort Fragen sammeln. Warum wechselte sie den Arzt nicht? Warum kommt sie erst jetzt damit? Beides erscheint nach einiger Überlegung leicht verstehbar. Es ist gut möglich, dass eine junge Frau, die sich und ihr Ungeborenes einem Arzt anvertraut, nicht möchte, dass ihr dieser Mann als ein mieser Typ erscheint. Die in ihr aufsteigende kognitive Dissonanz bekämpft sie also, indem sie Körpergefühle abspaltet und so lange nicht spürt, wie sie sich abhängig fühlt. Mit der Geburt endet diese Abhängigkeit; sie empfindet wieder, was sie nicht hatte wahrnehmen dürfen, und das Elend ist da.

Andererseits ist da der Gynäkologe. Vielleicht hat er einmal für Sekunden den Fingerling nicht oder schlecht übergezogen, absichtslos. Vielleicht hat er sein Bestes getan und kommt nun an den Pranger. Vielleicht war Anja wie im Groschenroman in ihn verliebt und rächt sich nun für seine Zurückweisung? Auch dies ist möglich; unabhängig voneinander haben mir schon zwei Arzthelferinnen geschildert, dass tatsächlich gelegentlich Ärzte durch Anzeigen „bestraft" würden, nachdem sie zuvor gegenüber Annäherungsversuchen geblockt hätten. So herum passt der Schuh anscheinend auch.

Und die Hypnose? Nun, es ist unsicher, ob jemand in Trance wirklich die Wahrheit sagt. Er oder sie muss es nicht, so viel ist sicher. Folglich könnte Anja mich durch erdichtete Ereignisse ebenso reinlegen, wie sie ihren eigenen Bedürfnissen gegenüber verschlossen sein könnte, wenn es gute Gründe gäbe, Erinnerungen nicht nach oben kommen zu lassen. Anja könnte von jemand ganz anderem missbraucht worden sein, früher, vielleicht sogar viel früher. Ich vermute, Yapko würde hier energisch widersprechen, aber möglich ist es immerhin. Auch ist zu bedenken, dass es eventuell nur vordergründig um sexuellen Missbrauch geht, und dass Anja dieses Thema benutzt, um sich mit anderen, womöglich noch schlimmeren Dingen nicht befassen zu müssen – eine Art Bollwerk also. Oder vielleicht ist es eine Brücke statt eines Bollwerks, wenn nämlich die Patientin zwar von einem Missbrauch spricht, diese Geschichte jedoch benutzt, um überhaupt wahrgenommen zu werden, da sie sonst davon ausgeht, sie werde übersehen? Kurz, es gibt unendlich viele Möglichkeiten, was hier auch mittels Hypnose schief laufen kann. Alles hängt davon ab, ob wir es mit eher rekonstruierten oder eher reproduzierten Ereignissen zu tun kriegen – und lässt sich das immer unterscheiden?

In meiner Untersuchung des Falls setzte ich verschiedene hypnotische Techniken ein. Ich arbeitete mit Ideomotorik, Festigung im Hier und Jetzt, Affektbrücke, positiver Dissoziation (die Person kann sich aktuell sicher fühlen, während sie etwas Zurückliegendes anschaut) und Altersregression. Es ergaben sich in der Tat Hinweise darauf, dass der Gynäkologe nicht nur nach seinem Berufsethos gehandelt hatte, doch hieb- und stichfeste Beweise gab es nicht. Die sechs diagnostischen Sitzungen, die ich angesetzt hatte, erforderten darüber hinaus immer wieder Kriseninterventionen. Klärungen der Sachebene sind bei Themen wie Missbrauch selbstverständlich von Klärungen der Gefühlsebene nicht zu trennen. Dies ist der Grund, warum manche KollegInnen – etwa die amerikanischen Therapeutinnen Maggie Phillips und Claire Frederick – es ablehnen, mit ihren PatientInnen juristische Prozesse durchzustehen. Die beiden argumentieren eindringlich, dass der Strafprozess gelegentlich den Heilungsprozess eher behindere als fördere, weshalb sie beide glauben, ein Heiler oder eine Heilerin solle nicht in den juristischen Ring steigen. Dort wird mit harten Handschuhen geboxt, und Leidende werden oft neuer Qual ausgesetzt. So begreiflich und angebracht der Wunsch nach Strafe, Rache oder Schutz anderer also ist – er kann mit der Therapie in einen unauflöslichen Konflikt geraten. Auch in dem eben geschilderten Fall kam es nicht mehr zum Prozess. Anja erlebte die Kontakte mit ihrem Anwalt als immer unangenehmer, da ihr schien, sie werde dabei auf alle Zeiten als missbrauchte Frau eingefroren. Sie empfand krass die Paradoxie, um der Bestrafung des Arztes willen die eigene Heilung verzögern zu sollen. Der Anwalt hatte ihr klar gesagt, es sei besser, noch „nahe am Wasser gebaut" zu bleiben – das mache sich besser vor Gericht. Anja meinte, sie erkenne eine andere Form von Missbrauch im Verhalten des Anwalts, und wandelte ihre diagnostischen Sitzungen bei mir in eine Psychotherapie um, in deren Verlauf das posttraumatische Stresssyndrom, unter dem sie litt, allmählich aufgelöst werden konnte. Immerhin.

Hypnose und Wahrheit

Sagt das Unbewusste die Wahrheit? Kann man ihm „Wahrheiten" einimpfen, die keine sind? Martin Orne (1983) wies einst nach, dass Hypnose vermutlich sogar weniger noch als sozialer Druck in der Lage ist, Personen dazu zu bringen, Dinge zu tun, die mit ihrem Fühlen und Denken nicht in Einklang stehen. Insofern können wir annehmen, dass die Beispiele, die Yapko für suggerierten Missbrauch anführt, nicht wirklich etwas mit Hypnotherapie zu tun haben – wohl aber mit suggerierten Bedürfnissen von der Art, wie sie bei Gilligan als „aliens" aufgeführt wurden (vgl. Abschnitt 6 über Selbstbeziehungspsychotherapie in Teil I des Buchs). Glaubenssätze also, die nach dem Prinzip der Gehirnwäsche implantiert wurden. Sind diese aber immer sicher von „echten Wahrheiten" zu trennen, oder müssen wir mit der unbefriedigenden Situation leben, erlebtes Erlebnis und suggeriertes Erlebnis ein für allemal nicht trennen zu können?

Vielleicht kann auf Dauer gesehen die Hirnforschung helfen. Der Neurophysiologe Hans-Jochen Heinze erläuterte schon auf dem zweiten internationalen Kongress für Konstruktivismus in Heidelberg 1998 eine Studie, aus der ersichtlich wurde, dass „wirkliche" Erinnerungen zu einer anderen Hirnaktivität führen als bloß „geglaubte" Erinnerungen (1998). Wäre dies auch weiterhin belegbar, so böte sich hier eine (zwar teure) Möglichkeit, künftig durch Hypnose hervorgebrachtes Erinnerungsmaterial daraufhin zu prüfen, ob es mit einer Aktivität korreliert, die für „wirkliches" Wissen steht, oder ob die Hirntätigkeit eher auf „geglaubtes" Wissen hindeutet. Darüber hinaus wiesen einzelne Studien (Stein et al. 1997) darauf hin, dass etwa in den Gehirnen sexuell früh traumatisierter Frauen der Hippocampus kleiner ist.

In der Therapie kann man vorläufig das, wozu KlientInnen in hypnotherapeutischen Sequenzen gelangen, als ihre „persönliche Wahrheit" bezeichnen, auch wenn man mit dem Begriff „Wahrheit" in Therapien sonst vorsichtig ist. Werner Eberwein erläutert, dass Manipulation an PatientInnen im Grunde nicht möglich sei, da sie in ihren empfindlichen Zuständen an kleinen Stimmschwankungen bereits spürten, dass sie manipuliert werden sollten. Die Folge wäre dann eine Blockade (vgl. Eberwein 1993). Eberwein betont auch, dass Methoden wie „Reframing“, „Yes-Set“ und „I don’t know-Set“ vor allem dadurch wirken, dass sie Wahrheiten aussprechen. So sei etwa das Umdeuten einer Angst als eine Energie nicht Trickserei, sondern der Therapeut betone lediglich etwas, was ersichtlich richtig sei.

Auch eine Erkenntnis von Stephen Gilligan unterstützt die These, Hypnotherapie arbeite mit persönlichen Wahrheiten. Gilligan schrieb, für ihn sei gelungene Hypnosearbeit dann gegeben, wenn der Klient, anstatt dem Hypnotiseur zu folgen, konsequent seine eigenen Bilder und Suggestionen erzeuge. Die Wirksamkeit der Hypnotherapie besteht in Gilligans Augen nicht zuletzt darin, dass HypnotherapeutInnen den Rahmen schaffen, in dem die Patientin oder der Patient ein ganz persönliches Bild entwirft (vgl. Gilligan 1996). Diese Position knüpft an die Ideen früherer Hypnosetheoretiker an. Barber (1983) zitierte bereits Bernheim, nach dessen Einschätzung es nicht Hypnose gibt, sondern bloß Suggestionen, sowie Coué, welcher erklärte, es gäbe keine Suggestionen, sondern bloß Autosuggestion. Gilligans Überlegungen weisen immerhin einmal mehr darauf hin, dass Hypnotherapie eben nicht bloße Manipulation ist. Vor allem der Zustand, den der Therapeut erzeugt, weniger die suggerierten Inhalte geben dem Patienten die Möglichkeit, sich zu entwickeln. Wer aber Zustände so einzurichten vermag, dass in ihnen heilsame Entwicklung möglich wird, der betreibt kreative Psychotherapie; anders gesagt, er betreibt Psychotherapie als Kunst.

Psychotherapie als Kunst

Wer den Kritiker Yapko kennt, den wird es verwundern, ihn sagen zu hören: „Die Psychotherapie besteht aus einer einzigartigen Mischung aus Kunst und Wissenschaft, aber in erster Linie ist sie eine Kunst“ (S. 56). Wie bitte, mag mancher Leser, manche Leserin jetzt sagen, eine Kunst? Andere werden lächelnd nicken und bekunden, sie hätten dies schon immer gewusst. Wie immer die individuelle Haltung auch sein mag – klar ist, dass dies nicht die Denkweise von

Gesundheitsbehörden, auch nicht die von Therapieverbänden ist, weil diese sich gern auf die Wissenschaftlichkeit ihrer Annahmen berufen.

Ist aber die Wissenschaft von der Kunst wirklich eindeutig unterscheidbar? Sicher, Platon hatte einst die Dichter verbannen wollen, weil sie, wie er erklärte, Lügen verbreiteten. Die Philosophen dagegen – und diese waren zur damaligen Zeit auch Naturwissenschaftler – sollten Könige sein. Schaut man sich aber die moderne Terminologie der Kunst und der Wissenschaft an, so erscheint Platons Trennung arg radikal. Benutzen nicht experimentelle Forscher ein „Design", während Künstler davon sprechen, einen Gegenstand bildnerisch zu „analysieren"?

Um das Thema ein wenig tiefer auszuloten, ist es sinnvoll, einige wissenschaftstheoretische Positionen gegeneinander abzuwägen, die im Feld der Hypnotherapie von Bedeutung sind. Wir können sie als getönte Brillen betrachten, die die Welt und die Möglichkeiten des Erkennens in jeweils anderen Farben erscheinen lassen. Welche Farbe man bevorzugt, wird freilich nicht von eindeutigen wissenschaftlichen Kriterien abhängen, sondern letzten Endes – Geschmacksfrage sein …

Position A: Ken Wilber

Ken Wilber (1996a) hält die Trennung von Kunst und Wissenschaft (die es in der Antike nicht gab) für einen Fortschritt. Er geht davon aus, dass die Erkenntnis der Zusammenhänge der Welt prinzipiell möglich ist, wenn man nur den richtigen Zugang benutzt. Die geeigneten Zugänge sind Analyse, Experiment und Erfahrung (vgl. hierzu auch Abschnitt 3 „Die interpersonale Trance" in Teil I dieses Buchs). Wer Wilbers Brille trägt, der sieht die Künste vor allem als illustrativ an – sie erfreuen den Betrachter und zeigen bildlich das, was der Wissenschaftler zuvor erkannte. Ansonsten sind sie nicht weiter von Belang.

Position B: Radikaler Konstruktivismus

Eine Sichtweise wie die Wilbers wird von den Anhängern des Konstruktivismus „naiver Realismus" genannt. Die Konstruktivisten, zu denen neben Philosophen und Psychotherapeuten vor allem Hirnforscher, Linguisten und Literaturwissenschaftler zählen, glauben, dass Menschen die Wirklichkeit grundsätzlich nicht erkennen können. Paul Watzlawick hatte dies einst auf die Formel gebracht: *Wie wirklich ist die Wirklichkeit?* (1976). Heute vertreten Hirnforscher wie der Bremer Gerhard Roth die Ansicht, das Gehirn kreiere seine eigene Wirklichkeit (1994, 2003). Wer diese Brille trägt, der wird folglich wie Watzlawick erklären, ein Mensch solle für sich die Wirklichkeit erschaffen, mit der er am besten leben könne – unter Anerkennung der Wirklichkeiten seiner Mitmenschen. Fraglich bleibt allerdings, wie ein Gehirn, das nichts wirklich erkennen kann, die Wirklichkeit des Konstruktivismus erkannt haben soll. Es kann sie eigentlich nur erschaffen haben …

Position C: Paul Feyerabend

Die Position Paul Feyerabends besagt, dass die Trennung in Wissenschaften einerseits und Künste andererseits einen Trugschluss in sich birgt. Gedichte können nämlich Einsichten vermitteln (wofür nach der Ansicht Wilbers die Wissenschaft zuständig wäre), und Wissenschaften erfinden Geschichten (sie „lügen" also, um mit Platon zu reden). Darüber hinaus wies Feyerabend nach, dass die Entwicklung der Wissenschaften und der Künste denselben Gesetzmäßigkeiten folgt. Beide bilden Systeme, innerhalb derer Kongruenz besteht. Diese Systeme können aber immer nur Teile der Welt erfassen und verschließen sich anderen Teilen (vgl. Feyerabend 1984). Wer die Brille Paul Feyerabends aufsetzt, der wird folglich eher den „Stil" untersuchen, mittels welchem ein Mensch seine Einsichten und seine Haltungen entwirft. Ansonsten folgt Feyerabend der Devise: „Anything goes" (Feyerabend 1986).

Vielleicht können wir nach diesem Exkurs die Hypothese wagen, dass Wissenschaft und Kunst gemeinsam sowohl nach Wahrheit(en) als auch nach Schönheit(en) streben. Der Hirnforscher Wolf Singer räumt unumwunden ein, dass die Entwicklung von wissenschaftlichen Hypothesen und Prüfverfahren zu einem großen Teil von ästhetischen Wünschen bestimmt wird (vgl. Singer 1993, 2003). Und der Mathematiker Bernhard Korte erklärt: „Die einzige Motivation, Mathematik zu betreiben, ist Ästhetik" (1993, S. 103). Mit anderen

Worten: Was immer wir tun, wir tun es in gewisser Weise als große Kinder, die Analyse und Synthese nicht trennen und immer zugleich von Neugier und von Gestaltungswillen getrieben werden.

Die Frage, inwieweit eine Therapieform eine Kunst sei, ist durch den inzwischen weiter gewordenen Kunstbegriff zugleich leichter und schwerer zu beantworten. Auffallend ist immerhin, dass beiden Zonen ähnliche Mythen zugrunde liegen. Wenn etwa Ken Wilber im Gespräch mit dem Maler Alex Grey Besessenheit und Geschlagenheit des Künstlers ins Feld führt (Wilber u. Grey 2003), dann korrespondiert das mit dem archetypischen Hintergrund beider Zonen: Kunstschaffende und Heilkundige beziehen ihre Energie gleichermaßen aus dem Archetypus des Magiers bzw. der Magierin, den wir im Essay über Steve Gilligan bereits kennen lernten.

Freilich gibt es auch hier Dissens. Der durchaus mythenfreundlichen Sicht Ken Wilbers steht die Künstlerin annette hollywood kritisch gegenüber, die in einem Performance-Gespräch mit mir (hollywood u. Milzner 2003) eine betonte Abkehr von Künstlerklischees, unter denen sie leide, formulierte. Hierzu wiederum passt, dass Eva Jaeggi – befragt, ob Psychotherapie eine Kunst sei – erst bejahte und dann abschwächte: „Kunsthandwerk" (2004).

Kritik der Vorstellung vom „inneren Kind"

Manche Therapie-Systeme gehen davon aus, dass im Menschen für alle Zeit kindliche und erwachsene Anteile nebeneinander bestehen. Yapko hat der Vorstellung vom „inneren Kind" in *The Suggestion of Abuse* eine ausführliche Polemik gewidmet, die in ihrer Essenz besagt, dass es an der Zeit sei, sich von dieser Vorstellung zu verabschieden. Viele Kolleginnen und Kollegen, mit denen ich über Yapkos mitunter rüde Attacke sprach, äußerten sich betroffen und meinten, dies schieße weit übers Ziel hinaus. Daher soll Yapkos Angriff hier einmal ausführlicher diskutiert werden.

Was ist mit dem „inneren Kind" gemeint? Leser und Leserinnen, die mit der Transaktionsanalyse vertraut sind, kennen die dort gebräuchliche Unterscheidung von Kind-Ich (aus welchem heraus man spontan, emotional, lustsuchend und unlustvermeidend handelt, sich aber auch aus Furcht vor Sanktionen brav den Erwartungen der Umwelt anpassen kann), Eltern-Ich (aus welchem heraus man für sich und andere sorgt, oder aber an sich und andere Forderungen stellt) und Erwachsenen-Ich (mittels welchem man den vernünftigen Kontakt zur Welt regelt, oder aber notfalls zwischen Kind- und Eltern-Ich vermittelt). Dieter Gerd Hoff (1996), der mit einer Integration von Transaktionsanalyse und Hypnose arbeitet, hat dafür folgende Metapher geprägt: Die gesamte Persönlichkeit ist ein Garten. Das Erwachsenen-Ich ist Fachmann für Gärten – es kennt sich aus. Das freundliche und unterstützende Eltern-Ich entspricht einem Gärtner, der Freude hat an allem, was in dem Garten wächst. Er hegt, gießt, düngt und umsorgt. Das kritische Eltern-Ich ist ein anderer Gärtner-Typus – dieser hält Ausschau nach Unkraut, stutzt Bäume zurecht und sorgt mit manchmal drastischeren Mitteln dafür, dass alles „seine Ordnung" hat und keine Pflanze zu viel Raum beansprucht. Somit entsprechen dem sich ausbreitenden, lustbetonten Kind-Ich jene Pflanzen, die sich Raum nehmen, anderen auch den Boden streitig machen und Nährstoffe entziehen können, zugleich aber prangen und das Auge bestechen. Braves, angepasstes Kind-Ich sind genügsame, am Boden bleibende, sich unterordnende Pflanzen.

Für einen Transaktionsanalytiker könnte es nach alledem provozierend klingen, wenn Yapko sagt: „Das Problem ist, dass es kein inneres Kind gibt!" (1996, S. 132). Andersherum wird kein Transaktionsanalyse-Erfahrener bestreiten, dass das „Kind-Ich" ein Konstrukt ist. Yapko wendet nun ein, es sei nötig, die Konstruktion vom „inneren Kind" insgesamt anzugreifen, denn oftmals begännen Menschen, wenn sie mit diesem Konstrukt hantierten, peu à peu zu glauben, sie hätten wirklich, in einem fast gegenständlichen Sinn ein Kind in sich. Die Metapher würde dann oft in zunehmendem Maß für die Wirklichkeit genommen. Man spreche mit dem „inneren Kind", und es fehle nur noch, dass man es wickle – so etwa spottet Michael und lässt zugleich seine Sorge über Realitätsverluste im therapeutischen Alltag erkennen.

Die Sorge, die Michael Yapko antreibt, weist auffällige Ähnlichkeiten zu der auf, die der Jungianer James Hillman erkennen lässt, wenn er konstatiert, vermehrte Konzentration, gar Fixation auf den Kind-Archetyp, der im Sinne von Jungs Archetypen-Lehre ein weltabgewandter, schwacher und zu Engagement unfähiger Persönlichkeitsfaktor ist, sei gefährlich. Dies führe nämlich meist zu unpolitischen, hätschelnd mit sich selbst beschäftigten PatientInnen, von denen die Welt sich nichts erhoffen dürfe (vgl. Hillman u. Ventura 1993).

Auch wenn es zuerst so erscheinen kann, als sei Yapkos Kritik auch auf Persönlichkeitsmodelle wie das der Transaktionsanalyse bezogen, so sind derlei Modelle doch nicht wirklich gemeint. Wer eine Persönlichkeitstheorie kreiert, ist sich in aller Regel darüber im Klaren, dass es sich dabei um ein Konstrukt handelt. Dies ist aus den Aussagen Bernes, des Begründers der Transaktionsanalyse, auch klar herauslesbar (vgl. Berne 1975). Worum es Yapko geht, ist, jene Zonen sichtbar zu machen, in denen ein Modellcharakter sich zu einer echten Erfahrung, zu einem „So ist es!“ wandelt. Er bezieht sich dabei auch nicht auf Berne oder andere versierte Persönlichkeitstheoretikerinnen, sondern auf Autoren, Führer von Bewegungen, die einen unkritischen Umgang mit der Realität fördern, indem sie ihre Leserinnen und Klienten „verkindlichen“. Vor allem kommt Yapko immer wieder auf John Bradshaw zu sprechen, einen charismatischen und in den USA überaus erfolgreichen Autor, dem Yapko untertönig Gurutum und massenweise Zerstörung familiärer Strukturen vorwirft (vgl. dazu Bradshaw 1992, 1997). Und zwar richte Bradshaw suggestiv Richtlinien für eine intakte Familie auf, denen niemand entsprechen könne – mit der Folge, dass sich Kinder aus amerikanischen Familien in aller Regel bereits da als Opfer zu fühlen lernten, wo sie nur keine idealen familiären Strukturen erlebt hätten. Dies behindere ihre Entfaltungsfähigkeit und ihre Kreativität nachhaltig und führe so zu einer Generation von verantwortungsunfähigen, nur körperlich groß gewordenen „Kindern“.

An Stellen, wo es um die Familie geht, wird Yapko stets besonders scharf bzw. klingt besonders besorgt. Als Kulturkritiker, der er ist, lässt er keinen Zweifel daran, dass er die intakte Familie für eines der erstrebenswertesten Ziele hält, die er sich denken kann. Entsprechend ätzend ist seine Kritik an Bradshaw und entsprechend giftig seine Haltung gegenüber dessen Adepten, denen er entgegenhält: „Es gibt kein inneres Kind – wenn ihr nicht schwanger seid“ (Yapko 1995d). Freilich stellt sich vom hypnotherapeutischen Standpunkt aus die Frage, ob es nicht sinnvoller wäre, die Metapher einfach stehen zu lassen, anstatt sie „fortzuprovozieren“. Das Bild vom „inneren Kind“ stellt immerhin auch eine Ressource dar, wenn es auf verantwortungsvolle Weise genutzt wird.

Mein persönlicher Eindruck ist der, dass sich mit der Vorstellung vom „inneren Kind" mehr als nur ein narzisstischer Selbstbezug einstellt. Nicht zuletzt wird ja da, wo wir uns mit einer Kindstruktur in uns befassen, auch das fürsorgliche Eltern-Ich angeregt, und von diesem kann man eigentlich kaum genug haben, hat es doch, um die eben bemühte Metapher noch einmal zu verwenden, einfach Freude an dem, was wächst, und ist so für sich und die anderen gut. Schlussendlich gibt es dann auch einen latenten Bezug zwischen dem Kind-Archetyp und dem Archetyp vom „göttlichen Kind", wie er sich etwa in Harry Potter oder Bibi Blocksberg zeigt (vgl. auch Riedel 2003). Und dieser Archetyp ist bestimmt alles Mögliche, aber nicht schlaff, abhängig und passiv …

Kritik der Interpretation

Einmal warm geworden, bleibt Yapko mit seiner Kritik beim Konstrukt des „inneren Kindes" nicht stehen. Vielmehr setzt er mit ähnlicher Skepsis bei einem Mittel an, das nahezu allen (Hypno-)TherapeutInnen lieb und teuer ist – bei der Interpretation unbewusster Prozesse. Michael sieht viele Kolleginnen und Kollegen am Werk, welche glauben, diese Prozesse frei interpretieren zu können. Daraus folgen bei diesen manchmal Einschätzungen wie: Wer sich an nur Weniges aus der Kindheit erinnern kann, muss zwangsläufig besonders gelitten haben, denn sonst hätte er seine Erlebnisse nicht vergessen (bzw. verdrängt). „Die Vorstellung", schreibt dazu Loftus (1992), „dass frühe traumatische Erinnerungen verdrängt werden, ist ein Konzept, das von vielen Psychotherapeuten bereitwillig akzeptiert wird" (S. 26).

Yapko entgegnet sinngemäß: Die Einzigartigkeit des Menschen und unser geringes Wissen vom Unbewussten lassen es nicht zu, dem Unbewussten Absichten unterzuschieben. Ob und warum jemand vergisst, das wissen wir nicht – und werden es vielleicht niemals wissen. Immerhin wissen wir, dass Vergessen und Verzerren zu den natürlichen Funktionen unseres Gedächtnisses gehören (hierzu etwa Schacter 2001). Daher dürfen wir nur mit äußerster Vorsicht interpretieren und haben zuallererst die Aufgabe, KlientInnen zu mehr Stabilität und Fähigkeit zu autonomem Leben zu verhelfen.

An dieser Stelle erkennt man deutlich den kognitiven Therapeuten, der sich Mystifikationen energisch entgegenstellt – wobei er gelegentlich für einen gewissen Substanzverlust der Therapie sorgen mag, wenn er die Sicherheit von KlientInnen und die Förderung ihrer Autonomie höher stellt als das Selbsterfahrungsexperiment.

An dieser Stelle würde Alice Miller gewiss aufstöhnen. Ausgerechnet die Autonomie von KlientInnen soll mehr werden, wenn man ihnen hilft, sich weiter von ihren verdrängten Leiden fern zu halten? Ist es nicht vielmehr das Nichtwissen um die eigenen Traumata, das Verleugnen hinweisender Körpersignale, das die Freiheit beschneidet (vgl. auch Miller 2004)? Natürlich, auch für diese Sichtweise der ehemaligen Psychoanalytikerin spricht vieles, und dennoch ist an Yapkos Kritik mehr „dran", als uns psychotherapeutisch Tätigen lieb sein mag. Glaubten wir nämlich in früheren Zeitaltern ohne weiteres gern an die Fähigkeit zur Selbsterkenntnis, so ist uns dieser Glaube, auch und gerade als Spätfolge der Psychoanalyse, abhanden gekommen – und mit Recht. Das Problem ist nur, dass Psychotherapie dazu neigt, die so entstandenen Erkenntnislöcher durch Fremdmaterial aufzufüllen – womit der Projektion und dem Missbrauch Tür und Tor geöffnet werden. Dies hat Masson (1991) zu der These verleitet, Psychotherapie sei grundsätzlich der gesunden menschlichen Entwicklung hinderlich. In ein ähnliches Horn stößt die englische Schriftstellerin Fay Weldon, die sich im Laufe ihrer Therapie von ihrem Mann trennte. Später erklärte sie, dies unter therapeutischem Einfluss getan und nicht wirklich gewollt zu haben. Konsequent begründete sie in der Folge eine Selbsthilfegruppe für Psychotherapie-Geschädigte.

Gegenüber der Hypnotherapie sind derartige Vorbehalte möglicherweise dort angebracht, wo sie mit Tricks Verhaltensänderungen herbeizuführen versucht. Dort, wo eine Person lediglich angehalten wird, ihr Selbstwissen zu verwenden, ohne dass der Therapeut dies in irgendeiner Weise benutzt, erscheinen sie gegenstandslos (vgl. Milzner 1996b). Auch Yapko verzichtet im Übrigen nicht auf die Arbeit mit unbewusstem Material – er widersteht aber der Verführung, die Arbeit des Unbewussten erklären zu wollen. Nützlicher als auf Interpretationen zu hören erscheint es ihm allemal, KlientInnen zur Selbsthypnose anzuleiten. Im Vorwort zur zweiten Auflage von Brian Almans und Peter Lambrous *Selbsthypnose* hören wir ihn sagen, die für ihn wichtigste im Buch enthaltene Botschaft sei die der persönlichen Macht (1996). Die Macht der Selbsthypnose, könnte man sagen, sei die Chance zur Selbstheilung. Diese wiederum fördere die persönliche Autonomie und damit die Fähigkeit des Menschen, sich von schädigenden Suggestionen und Interpretationen frei zu halten.

Ausstieg: Der Therapeut als Künstler und Kritiker

Kehren wir am Ende noch einmal zu dem adretten Herrn zurück, dessen verwirrendes Porträt wir am Anfang betrachteten, so sind die Gegensätze, die wir erblickten, nicht geringer geworden. Yapko hat einerseits Ericksons Erbe ausgebaut und mit der Hypnotherapie der Depression Neuland erschlossen. Er ist andererseits zum Kritiker geworden und hat damit deutlich gemacht, dass Hypnotherapie wie früher die Psychoanalyse gesellschaftliche Relevanz besitzt. Letztendlich hat er quasi nebenbei gezeigt, dass Psychotherapie nicht mit Wissenschaft verwechselt werden darf und dass sie, obwohl sie auf dieser aufbaut, letzten Endes Heilkunst ist. Keine Kunst aber kann – und hier schließt sich der Kreis – auf Kritik ganz verzichten.

Im Gegensatz zu Gilligan benutzt Yapko kein eigenes Persönlichkeitsmodell und hält sich daher mit der Einordnung innerpsychischer Prozesse zurück. Un-bewusst = un-gewusst, könnte er formulieren, und zwar vermutlich für alle Zeiten. Wo immer behauptet wird, das unbewusste Wollen sei entschlüsselt, da ist Vorsicht am Platz, denn „der Zweifel ist nicht der Feind" (Yapko 1996, S. 249). Es ist vor allem diese Haltung, die zeigt, wie dicht Michael Yapko an der Grenze zur kognitiven Therapie arbeitet (die freilich an die Stelle des Zweifels wiederum ganz eigene Glaubenssysteme rückt). Wenn Revenstorf und Prudlo (1994) aber zum Verhältnis von kognitiver und Hypnotherapie schreiben, an die Stelle des Arguments trete bei der Trancearbeit die Metapher und an die Stelle der Problemanalyse die Ressourcenorientierung, dann wird deutlich, dass Yapko der hypnotherapeutischen Heilkunst dennoch eher zugeneigt ist als dem sokratischen Dialog.

Hypnose verwendet er, wie er sagt, um Möglichkeiten zu kreieren. Das ist oft genug auch für TherapeutInnen nötig. Über Depressionen nachzudenken stimme einen depressiv, meinte Jay Haley in seinem Vorwort zu Yapkos *Hand-Me-Down-Blues* (1999), einem Buch, in dem es um den Einfluss von Familien auf Depression geht. Yapko geht beidem nach, dem Depressionen-Lehren, das von Familien ausgeht (jawohl, Sie haben richtig gelesen – manche Familien unterrichten einen in depressivem Verhalten), aber auch dem Überwinden-Helfen, das in Familien möglich wird. Deutlich ist, dass sein Augenmerk dabei eher auf Letzterem ruht, nicht zuletzt weil die destruierende Rolle von Familiensystemen natürlich ein psychotherapeutischer Dauerbrenner ist, über den man kaum mehr reden muss, und weil es Yapko wohl letzten Endes auch mehr um die „Kunst eines guten Lebens mit dem Bestehenden" geht als um die radikale Veränderung von Strukturen.

Kunst ist wie Therapie ein gesellschaftlicher, auf der Basis aktuellen Wissens und aktuellen ästhetischen Empfindens aufbauender Prozess. Sie entsteht nicht im luftleeren Raum, sondern fußt – je nach Periode – auf verschiedenen Regeln, die sich auf die Perspektive, Farbwahl, Darstellung des menschlichen Körpers, Symbolverwendung oder Raumauffassung beziehen. KünstlerInnen befolgen diese Regeln gerade genügend, als dass ihre Arbeiten als Kunstwerke erkannt werden können. Sie sprengen den Panzer der Regeln aber auch immer ein Stückchen weit auf, sodass sie eine für ihre Zeit typische Weltsicht verändern. Genau dies hat, scheint mir, auch Michael Yapko getan.

Kunst kann viele Aufgaben haben; sie kann provozieren, sogar schockieren, besänftigen, aus dem Alltag hinaus und wieder in ihn hineinführen, neue Sichtweisen eröffnen, den Umweltbezug verändern … Psychotherapie kann dies alles auch, aber sie soll vor allem helfen. Joseph Beuys hatte einst von der „sozialen Plastik" gesprochen, die es zu schaffen gelte, und an der jeder Mensch als ein Künstler mitwirken solle. Daran anknüpfend könnten wir im Sinne Michael Yapkos von der Psychotherapie als einer „sozialen Kunst" sprechen – einer Kunst, die sich in der kleinen Gesellschaft der KlientInnen und TherapeutInnen abspielt und der großen Gesellschaft aller Individuen nützt.

In den letzten Jahren ist Depression immer mehr das zentrale Thema geworden, um das herum Michael Yapko sich bewegt. Insbesondere die Popularisierung des Themas liegt ihm am Herzen, so wie er es mit Büchern wie *S. O. S. Depression* (2003) bezweckt. Hierbei ist dann natürlich manchmal die Plattitüde nicht fern. Oder, um es in seinen eigenen Worten zu sagen: Manche seiner Verlautbarungen könnten publiziert werden im „International Journal of the Obvious" …

Es ist aber diese Durchdrungenheit von Themen, die für Michael Yapko so prägend ist. Ein bisschen stimmt das schon mit der „Jungen Union", denn die kritische Haltung ist gepaart mit einem gewissen Konservativismus. Dazu passt, dass Yapko für die „Encyclopedia Britannica" einen wesentlichen Artikel über Depression und ihre Behandlung verfasste. Auch das Musterschüler-Muster stimmt irgendwie, freilich handelt es sich um einen Musterschüler, wie man ihn von Erich Kästner her kennt, keinen feigen, sondern einen couragierten und um seine Verantwortung wissenden. Wie immer man Michael Yapkos gegenwärtige Arbeit (der etwas von Establishment anhaftet) finden mag – den Vorstoß, Depressionen hypnotherapeutisch behandelbar zu finden, und den Mut, politische Fragestellungen aufzugreifen, wird man ihm weiter zusprechen.

Teil III: Die Begründung einer neuen Psychosomatik: Leib-Seele-Heilen nach Ernest L. Rossi

Einstieg: Ein Interview mit dem Interviewer

Man greift wohl nicht zu weit, wenn man sagt, dass die meisten Leserinnen und Leser den Namen „Ernest Rossi“ auf der Stelle mit Milton Erickson in Verbindung bringen. Rossi ist bekannt unter HypnotherapeutInnen; weniger allerdings um seiner eigenen Ideen willen, als weil er als Interviewer Ericksons diesen dazu brachte, seine vielen Neuerungen für die Hypnosebehandlung einmal klar, gebündelt und mit vielen Beispielen darzustellen. In den letzten Jahren ist Rossi überdies als Herausgeber der gesammelten Aufsätze Ericksons in Erscheinung getreten, und das hat abermals den Blick darauf verstellt, dass der bedeutende Interviewer und Herausgeber ein beachtliches Eigenwerk schuf. Teil III des Buchs lädt dazu ein, diese Beiträge genauer zu betrachten, also gewissermaßen den Interviewer nun nach seiner Sichtweise zu befragen. Wie schon bei Stephen Gilligan und bei Michael Yapko soll dabei am Anfang ein persönlicher Eindruck stehen.

Rossi sieht man, so kommt es mir vor, seine Bedeutung nicht an. Schwarze wuschelige Haare, T-Shirt und eine Armeehose – so sah ich ihn während einer Demonstration auf der Bühne stehen. Wer Rossi erlebt hat mit seiner nuschelnden Sprechweise und seinen vielen „Hm-hms“, der wird kaum glauben, welche Sprengkraft seinen Gedanken innewohnen kann. Und doch ist es so – Ausflüge in die Mathematik, in die Molekularbiologie und in die Psychoanalyse Jung'scher Prägung erwarten diejenigen, die sich mit Rossis Ausführungen zur Hypnotherapie auseinander setzen. Das klingt abschreckend – doch nicht jede von Rossis vielen Überlegungen muss derjenige kennen, der seine Grundmodelle verstehen will. Und diese sind durchaus geeignet, die Psychosomatik, welche gerade im Umbruch ist, noch einmal zu revolutionieren.

Um würdigen zu können, wie Rossi zu seinen Überlegungen gelangte, ist es nützlich, ein wenig über seinen Hintergrund zu wissen. Ebenso wie Gilligan und Yapko hat Rossi Erickson erst kennen gelernt, als dieser die siebzig bereits überschritten hatte. Im Unterschied zu den anderen „Söhnen" des späten Erickson war er jedoch bereits klinischer Psychologe und verfügte über eine Anerkennung als Jung'scher Analytiker (heute sitzt er in Los Angeles im Zertifizierungsausschuss für nachfolgende KandidatInnen). Er hatte 1962 an der Temple University promoviert und war danach in der eigener psychotherapeutischen Praxis tätig. Zu dieser Zeit hatte er auch sein erstes Buch verfasst, und er schickte es an Erickson, von dem er als einem erstaunlichen Therapeuten hatte erzählen hören.

Der Titel des Buchs, *Dreams and the Growth of Personality* (1972) verrät noch den Jungianer. Er lässt sich gleichsam als eine Vorankündigung von Ereignissen nehmen, die Rossi später widerfuhren. Wie er selbst berichtet, wurde er von seinem Unbewussten „aufgefordert", sich auch mit den früheren Arbeiten Ericksons zu beschäftigen, indem ihn kurz nach Ericksons Tod eine Serie von Träumen heimsuchte, in welchen der Meister als 40–50-jähriger Mann auftrat – in einem Alter also, in dem Rossi ihn nie erlebt hatte. Rossi spricht in diesem Zusammenhang von einer „Assimilierung" des früheren Erickson (vgl. Erickson u. Rossi 1991).

Die Kontaktaufnahme gelang. Rossi wurde in der Folge zu einem der bekannteren Schüler Ericksons und erschien später aufgrund seiner Kenntnisse und seiner Erfahrungen besonders geeignet, um dem Meister sein Wissen zu entlocken. Die Herausgeberschaft, die Rossi für Ericksons Aufsätze übernahm, haben in Verbindung mit der Koautorschaft Rossis und Ericksons bewirkt, dass heute von vielen der jüngere Hypnotherapeut mit dem älteren gleichgesetzt wird. Das macht es für Rossi gelegentlich notwendig, sich gegenüber denen, die mit seinem Werk nicht vertraut sind, zu erklären. In seiner Diskussion der Überlegungen Paul Watzlawicks auf dem ersten „Evolution of Psychotherapy"-Kongress wies er deshalb darauf hin, dass Erickson als Schöpfer einer permissiven Hypnotherapie zugleich ein überaus autoritärer Behandler sein konnte. Als Beispiel nannte er einen Vergleich, den Ericksons einmal benutzt hatte, und der besagte, die Manipulation von PatientInnen sei dem Würzen von Speisen ähnlich, was ja ebenfalls Manipulation sei. Manchem mag – wie auch Ernest – in diesen Worten ein Unterton von Menschenverachtung mitschwingen. Andererseits lässt sich (um hier Erickson in Schutz zu nehmen) diese Auffassung auch als die eines traditionellen Mediziners begreifen, der mit der Vorstellung groß wurde, von schwachen, leidenden Menschen umgeben zu sein. In den Äußerungen vieler bedeutender Mediziner finden sich vergleichbare Strömungen, welche man als eine Überbetonung des Väterlichen, Verantwortenden auffassen kann, ergänzt von chronischem Unterschätzen der Fähigkeiten anderer.

Kein Zweifel immerhin: Erickson, derselbe Mann, den Rossi (zumindest in Deutschland) populär machte und als dessen Stichwortgeber er zuweilen unterschätzt wurde, dieser Erickson war zugleich ein Therapeut, mit dessen Haltung Rossi von Anfang an oft nicht konform ging. Er erklärt, damals seine Funktion anders gesehen zu haben, als er sie heute sehe. Er sei derjenige gewesen, der aus einem großen Behandler durch analytisches Fragen die Geheimnisse seines Heilens herauslockte. Dabei habe er seine eigene Sichtweise, welche die Ericksons verzerrt oder konterkariert hätte, bewusst nicht durchblicken lassen. Heute nun interpretiert Rossi Erickson auf eine sehr eigene Weise. Sah Gilligan in ihm vor allem den „weißen Magier“ und fand Yapko in ihm den therapeutisch tätigen Moralisten verwirklicht (vgl. Yapko 1985), so ist Erickson für Rossi vor allem der Mann, der, um Gilligans „Prinzip Kooperation“ zu variieren, das „Prinzip Veränderung“ in der Psychotherapie betonte. Er sehe, sagt Rossi, in Freud das analytische, in Jung das synthetische und in Erickson das nutzbarmachende (= utilisierende) Prinzip verwirklicht (Rossi 1991a). Dies könnte man dahingehend erläutern, Freud untersuche das, was PatientInnen lieferten, unter dem Mikroskop, Jung reichere es mit Mythen an und Erickson verwende es zum Aufbau neuen Verhaltens. An anderer Stelle bezeichnet Rossi Erickson als eine der großen „Übergangsfiguren“ in der Geschichte der Hypnotherapie (Zitat enthalten in: Zeig 1991, S. 187).

Im selben Zusammenhang findet sich ein weiteres Zitat, das Rossis Position eindringlich verdeutlicht. Er spreche für sich, so sagt er, anstelle von „Hypnose“ von „menschenfreundlicher Hypnotherapie“ (S. 186). An dieser Stelle wird klar, wie wenig Rossi mit Hypnose in einem alten, manipulativen Sinn noch gemein hat. Man kann ihn so verstehen, dass er die Ressourcen der Hypnose – als da wären Trance, Ritual und Integration von psychischen und körperlichen Prozessen – nutzen will und dabei zugleich die negativen „Symptome" der Hypnose – autoritäre Beziehungsmuster, Heilsversprechen sowie das Manipulieren von Menschen durch Suggestion – abzustreifen sucht. Später übrigens ließ er alle „Hypno"-Termini ganz weg, da ihm, wie er in einem Seminar erläuterte, das Risiko einer Strafverfolgung zu hoch erschien (Prozesse wegen irgendwelcher Veränderungen, die auf Hypnose hätten zurückgeführt werden können, wären möglich gewesen). Rossis Auffassung berührt sich wohl mit den Ansätzen Gilligans und Yapkos und lässt aufscheinen, wo es nötig sein könnte, Erickson humanistisch anzureichern, um so eine Hypnotherapie zu schaffen, die die menschliche Autonomie wahrt.

David Cheek und die Ideodynamik

Rossi hat neben Erickson auch mit anderen älteren Vertretern der Hypnotherapie zusammengearbeitet, so mit dem Gynäkologen und Hypnotherapeuten David Cheek. Dessen Werk ist gekennzeichnet von einem tiefen Vertrauen in die Möglichkeiten des Unbewussten sowie von der Überzeugung, dass sich die Tendenzen des Unbewussten über Körpersignale mitteilen und im therapeutischen Setting entschlüsseln lassen (vgl. Cheek 1994; Zeig a. Thompson 1996). Solche spontan auftretenden Körperzeichen werden „ideomotorische Zeichen" genannt, die ihnen zugrunde liegende innere Bewegung „Ideodynamik". Von ihrer Nutzung war bereits im Zusammenhang mit der Ritualarbeit Gilligans die Rede.

Man kann die Verwendung ideomotorischer Zeichen als ein Mittel hypnotischer Diagnostik auffassen, welches Cheek sogar zur Abklärung forensischer Fragestellungen verwandte (vgl. hierzu die Passagen „Echte und falsche Erinnerung in Hypnose" und „Hypnose und Wahrheit" in Teil II dieses Buchs sowie außerdem Milzner 1996a). Dabei wird davon ausgegangen, dass das Unbewusste manche Wahrheiten gewissermaßen in einer vorsprachlichen Sphäre „verwahrt", aus der sie dann mittels geeigneter Techniken „abgeholt" werden müssen.

Gemeinsam mit Cheek veröffentlichte Rossi *Mind-Body Therapy*, ein Werk, in dem er seine eigene Variante der Arbeit mit Ideomotorik vorstellte (Rossi a. Cheek 1988). Dabei wird im Unterschied zu der ursprünglichen Variante, bei der Pendelschwünge oder unwillkürliche Fingerbewegungen als Signale vereinbart werden, der Klient aufgefordert, seine Hände einander zugekehrt vor sich zu heben und sich vorzustellen, zwischen den Händen befinde sich ein Energiefeld. Sei das Unbewusste bereit, an dem bezeichneten Problem zu arbeiten, so werde es mit „ja" antworten, indem sich die Hände aufeinander zu bewegten. Sei das Unbewusste der Ansicht, ein anderes Thema müsse noch vorrangig behandelt werden, so spüre man dies daran, dass die Hände sich voneinander weg bewegten. Benötige das Unbewusste Zeit, um zu entscheiden, so blieben die Hände in dieser Phase auf ihren ursprünglichen Positionen. Mittels dieser verhältnismäßig einfachen Vorgabe hat Rossi alle drei Reaktionsmöglichkeiten in einen konstruktiven Zusammenhang gebracht.

Eine, wie ich finde, besonders interessante Interpretation von Rossis ideomotorischer Arbeit gab in einem Seminar Wolfgang Lenk. Er erläuterte, die Bewegung der Hände beim Zustimmen (also das Aufeinander-zu-Bewegen) verhalte sich möglicherweise analog dem Greifen eines Babys, wenn es sich einem begehrten Objekt nähere. Das Zeichen für Ablehnung und Konzentration auf etwas anderes korrespondiere dagegen mit jenen Signalen, die Babys gäben, wenn sie etwas zurückwiesen – ihre Hände gingen dann seitwärts weg und kehrten die Innenflächen nach außen. Ideomotorik wäre demnach einer unserer frühesten Kommunikationsmechanismen und für eine Therapie, die sich mit fundamentalem inneren Erleben beschäftigt, unersetzlich. Cheek, der mithilfe der Pendelarbeit auch vorgeburtliche Erfahrungen von KlientInnen erforschte, würde dieser Sichtweise gewiss zustimmen.

Hypnokatharsis

Ideomotorische Rückmeldung wird vor allem da genutzt, wo KlientInnen in tiefen Zuständen verharren, von denen aus ihre verbalen Fähigkeiten nur schwer zu nutzen sind. Auch die unterschiedliche Repräsentation von Ereignissen auf verschiedenen inneren Ebenen lässt sich damit exzellent erfragen. Dies ist zum Beispiel dort von Belang, wo ein Mensch sich einem Konflikt zu nähern beginnt, der abgespalten war und daher ungelöst blieb. Werner Eberwein (1993) beschreibt, wie Rossi seine hypnokathartische Arbeit damit einleitet, PatientInnen in ihren Konflikten zu halten, indem er ihnen ihre Äußerungen spiegelnd zurückgibt. Ein solches Vorgehen erinnert sehr an die Gesprächspsychotherapie, wo auf den Satz „Ich fühle mich so nutzlos" zum Beispiel die Antwort möglich wäre: „Ja, Sie fühlen sich ganz überflüssig."

Rossi verfährt ähnlich. Seine Intention ist, dem natürlichen Spannungsbogen, der dort entsteht, wo ein Konflikt auf die Bearbeitungsebene gehoben wird, Raum zu geben. Zu frühes Entspannen würde stören, denn zunächst muss das innere Unwohlsein steigen, worauf dann ein kathartisches Umschlagen erfolgt, bei dem Weinen, Brüllen oder auch Lachen den körperlich hoch gespannten Zustand nutzen und zugleich beenden. Unmittelbar bevor dies geschieht, verweist der Therapeut oder die Therapeutin auf die Mitarbeit des Unbewussten und suggeriert, dass in der Katharsis eine neue Lösung des Konflikts möglich wird.

Manchen mag es erscheinen, als sei diese Art der Behandlung mit einigen Risiken behaftet. Phasenweise „tut" der Therapeut auch eher wenig. Er spiegelt Empfindungen, ähnlich wie in der Gesprächstherapie. Im Gegensatz zur dortigen Praxis wird in der Hypnokatharsis aber nicht paraphrasiert, d. h. durch Umformulierung desselben Gehalts Verständnis ausgedrückt, sondern wortwörtlich wiederholt („Papageientechnik"). Mit anderen Worten, wenn ein Patient stöhnt: „Mensch, das tut weh, diese Zurückweisung wieder zu spüren", dann könnte die Therapeutin antworten: „Hm, das tut weh, diese Zurückweisung wieder zu spüren." Auf diese Weise wie auch durch Sätze wie „Und was Sie jetzt spüren, ist wahr und zugleich der erste Schritt zu neuen Erfahrungen" oder „Nimm die Energie an, die du mit dieser Angst bekommst" wird vor allem ausgedrückt, dass alle Symptome und Sensationen des Patienten Wert besitzen, der im therapeutischen Arbeiten gewürdigt wird. Mit anderen Worten: Nicht das Verständnis für die Lage des Patienten, sondern das Betonen von Wichtigkeit und Wert des Gefühlten steht im Vordergrund.

Zustandsabhängiges Lernen

Rossis Krankheitsmodell betont neben den Auswirkungen der Chronobiologie vor allem die Effekte von „zustandsabhängigem Lernen“. Darunter ist zu verstehen, dass eine starke Erfahrung, etwa ein Trauma, eine Art Gravur in unsere Psyche bedeutet, die unter ähnlichen Bedingungen, d. h., wenn die Bedingungen denen nahe kommen, die für das Problem verantwortlich waren, einen immer gleichen Zustand von Problemtrance hervorruft. Da nun verschiedenste zustandsabhängige Erfahrungen in uns interagieren, so kommt es gelegentlich zwischen ihnen zu „Kollisionen“. Psychische Konflikte sind demnach Konflikte zwischen verschiedenen Mustern, die alle auf zustandsabhängiges Lernen zurückgehen. Diese Auffassung deckt sich, auch wenn sie die naturwissenschaftliche Terminologie benutzt, in der Konsequenz ungefähr mit der Gilligans, wonach Störungen Trancezustände sind, welche im Organismus eine Autonomie erlangt haben.

Ein wesentlicher Faktor von Heilung besteht nach Rossi darin, Menschen wieder zu wandlungsfähigen Wesen werden zu lassen. Unsere Art zu sein, unsere Natur, unser Wesen verändern sich ständig, so betont er im Gespräch mit Erickson in *Der Februarmann* (Erickson u. Rossi 1991). Alles Festhaltenwollen von Zuständen kann demzufolge eine Erkrankung bewirken. Tue ich dies, so werde ich zwar vielleicht meiner vom Bewusstsein diktierten Sichtweise gerecht, nicht aber den Phänomenen und also auch nicht dem Leben. Alle Prozesse, welche fixieren, sind mithin antitherapeutisch. Dazu gehören manchmal sogar Prozesse, die gemeinhin als ausgesprochen therapeutisch gelten. Ausagieren, so erklärt Rossi, kann, allzu oft wiederholt, eine rigide Form des Verhaltens werden, welche dann abermals krankmacht. Infolgedessen ist die hypnokathartische Methode auch nicht beliebig wiederholbar, sondern trägt den Charakter eines Rituals, das auch durch seine Besonderheit zur Gesundung beiträgt und durch häufige Wiederholung nur zu neuen Problemen führen würde.

Hypnotherapie und Biologie

In der hypnokathartischen Arbeit wird der Klient konsequent in jener Trance belassen, die durch das innige Spüren seines Konflikts entsteht. Trance lässt sich, wie bei Erickson, Rossi u. Rossi (1978) zu lesen ist, begreifen als „ein Zustand aktiven Lernens auf einer unbewussten Ebene“ (S. 179). Wer diesen Satz aufmerksam liest, bleibt bei dem Wort „aktiven“ hängen. Wir haben es, lässt der Satz uns wissen, bei PatientInnen einer Hypnotherapie nicht mit Passiv-Abhängigen zu tun. Stattdessen findet eine Aktivität statt, die unterhalb der Bewusstseinsschwelle der PatientInnen – und mutmaßlich auch unterhalb der therapeutischen – liegt. Vielleicht klingt dies banal. Es ist jedoch in seinen Konsequenzen durchaus bedeutsam, denn es macht klar, dass auch PatientInnen, bei denen nichts zu geschehen scheint, in Trance fortwährend innerlich handeln.

In demselben heute schon „klassisch“ zu nennenden Werk findet sich ein Seitenhieb auf die Neigung, Trance im Labor zu erforschen. Widerstand gegen diese Art, Hypnose zu handhaben, lernten wir auch bei Gilligan und bei Michael Yapko kennen. Hier nun heißt es, mit standardisierten Methoden Tranceforschung zu betreiben, sei deshalb unsinnig, weil „glückliche menschliche Wesen nie statistisch und standardisiert sind“ (S. 353). Wer diese Sätze liest, den wird es erstaunen, Rossi an der Seite der Naturwissenschaftler wiederzufinden – doch er, der heute eine Professur für Biologie an der Bailey-Universität innehat, ist dieser Wissenschaft bei aller Skepsis gegenüber der Laborforschung ungewöhnlich stark verpflichtet.

Rossis Bemühen geht dahin, psychische Prozesse und biologische Inhalte aufeinander abzustimmen. Seine These lautet, dass Hypnotherapie eine entscheidende Rolle in der Psychoneuroimmunologie spielen könnte. Diese im Vergleich mit anderen medizinischen Modellen noch vergleichsweise neue Wissenschaft – der Begriff tauchte erstmals 1974 auf – befasst sich mit dem Einfluss der Psyche auf die Abwehrfähigkeit unseres Organismus gegenüber schädlichen Einflüssen. Ein gesundes Immunsystem trifft subtile Unterscheidungen zwischen „Freunden“ und „Feinden“ des Organismus. So lässt es Stoffe, die im Körper selbst vorkommen, in Ruhe, und auch gegenüber nützlichen oder angenehmen von außen herangetragenen Stoffen zeigt es gewöhnlich keine Tendenz zur Abwehr. Dieses Auseinanderhalten von „Freund und Feind“, oder, um diese allzu krasse Sichtweise ein wenig zu modifizieren, von Reizen, welche nutzen, und Reizen, welche schaden können, ist nun eine so anspruchsvolle Aufgabe, dass es, wie Rossi vermutet, einer überaus feinen Weiterentwicklung hypnotherapeutischer Strategien bedarf, die exakt mit dem Wissen abgestimmt werden muss, das wir über immunologische Vorgänge besitzen.

Trance und Biorhythmik

„How does hypnosis heal?" Mit dieser Frage leitet Rossi eine Positionsbestimmung ein, die unser Verständnis von Hypnose und Hypnotherapie in vieler Hinsicht neu machen kann (vgl. Rossi 1996a, S. 103). Stimmen die Thesen, die Rossi hier herleitet, dann können wir mit unserem klassischen Verständnis von Tranceinduktion „einpacken". Gelegentlich können Seminare zum Thema „Tranceinduktion" zu Trickserei-Seminaren entarten. Zumindest liegt dieser Eindruck nahe, wenn etwa Sätze fallen wie: „Machen Sie dies und jenes, und – ich garantiere Ihnen – Ihr Patient ist sofort in Trance!" Was nun, kann man sich fragen, wenn Trancen einfach so auftreten, alle diese Induktionen also gar keine Induktionen sind, sondern therapeutische Begleitmusik zu etwas, das sowieso geschieht? Tatsächlich können wir, nehmen wir Rossis Positionen an, zu diesem Schluss gelangen. Auf welche Weise mögen Trancen aber dann entstehen? Frech gefragt: Warum gibt es sie überhaupt?

Die Antworten auf diese Fragen kommen bei Rossi einmal mehr aus der Biologie, genauer gesagt: aus der Chronobiologie. Dies ist eine spezielle Forschungsrichtung, die sich mit Periodizität und natürlichen Zeitverläufen in Organismen beschäftigt. Ihr zur Seite steht die Chronomedizin, in der man beispielsweise versucht, darüber Aufschluss zu gewinnen, warum Herzinfarkte bevorzugt morgens auftreten, während Hautbeschwerden vor allem abends zunehmen (vgl. etwa Hildebrandt, Moser u. Lehofer 1998).

Aus der Beschäftigung mit diesen Disziplinen hat Rossi die Erkenntnis gewonnen, dass Menschen in 90-Minuten-Rhythmen Ermüdung und Regenerationstendenzen zeigen. Diese so genannten ultradianen Rhythmen sind mit vermehrter rechtshemisphärischer Hirnaktivität verbunden und entsprechen einer parasympathischen, d. h. auf Abkehr von äußeren Ereignissen und auf Verinnerlichung angelegten Aktivität. Ignoriert der Therapeut diese Phasen, so bekommt er es mit dem zu tun, was wir gewöhnlich eine Form von „Widerstand" nennen, unsere PatientInnen machen nämlich Sprachfehler, hören nicht gut zu oder scheinen in sich zu versinken. Macht der Therapeut nun eine klassische Widerstandsanalyse oder versucht sonst, in irgendeiner Weise über die auftretenden Phänomene zu reden, so muss er damit rechnen, beim Patienten auf Unwillen und Rücknahme der Kooperationsbereitschaft zu treffen. TherapeutInnen haben jedoch noch eine andere, weit bessere Möglichkeit, zyklisch wiederkehrendes Ermüden zu nutzen. In einem ausführlichen Aufsatz legt Rossi dar, dass viele Hypnosephänomene, ja, dass sogar viele der spektakulären „Zufallsphänomene", von denen Erickson im Zusammenhang mit seinen Therapien sprach, der Nutzung jener biologischen Rhythmik zu verdanken sind (1994).

Die von Chronobiologen als wiederkehrende Ruhephase erkannten und von „klassischen" TherapeutInnen als Widerstand betrachteten Phänomene lassen sich in hypnotherapeutischer Terminologie als Alltagstrancen auffassen. Tatsächlich sind die für Alltagstrancen typischen Phänomene – Verinnerlichung, Senken des Muskeltonus, starrer Blick, ruhiger Atem, verminderte Ansprechbarkeit etc. – leicht beobachtbar. Ich erinnerte mich, als ich Rossis Darlegungen las, an Hinweise, die mir ein befreundeter Kollege, kurz nachdem ich Vater geworden war, gegeben hatte. Ich hatte ihn um Rat ersucht, da ich es entnervend fand, dass mein kleiner Sohn gelegentlich so schrie, wenn meine Frau oder ich ihn aufhoben und zu uns in einen anderen Raum, an den Tisch oder in den Sessel holten. Der Kollege, selbst erfahrener Vater und Hypnotherapeut, erklärte, er glaube, dass Babys ständig wiederkehrende Trancen und Phasen des inneren Rückzugs erlebten. Dies sei für sie viel selbstverständlicher als für uns, da sie ja dem Zustand im Mutterleib, in welchem es eine Außenwelt kaum gibt, noch ganz nahe wären. Störe man nun diese Trancen, so würden sich die Babys schreiend beschweren.

Die Erklärung des Kollegen leuchtete mir ein, und ich achtete fortan intensiv darauf, ob mein Sohn mir Zeichen der Kontaktaufnahme oder der Verinnerlichung gab. Zeigte er sich verinnerlicht, so wartete ich. Erkannte ich, dass er mich anzublicken begann, so näherte ich mich ihm und hob ihn auf. Er schrie dann tatsächlich nicht, sondern genoss es, wenn ich ihn zu uns holte. Nahm er aber Kontakt auf, und ich holte ihn nicht sofort, so begann er wieder zu schreien – diesmal aber aus einem Kontaktverlangen heraus, wie seine ausgestreckten Ärmchen nachdrücklich belegten.

Rossi geht davon aus, dass viele psychische und psychosomatische Störungen die Folge von zu geringer Achtung vor unserer natürlichen Rhythmik sind. Während sich ein normaler, gesunder Mensch in einer Abfolge von aktiven und passiven, wachen und schläfrigen, nach außen gewandten und verinnerlichten, sympathischen und parasympathischen Zuständen durch den Tag bewegen würde, so erkennt man bei vielen Menschen etwas anderes: Anstelle einer Abfolge von 90- oder 120-minütigen Zirkeln gibt es überdehnte Aktivitätsphasen, welche eine Regeneration unmöglich machen und zugleich zu geringerer Leistung führen. Summieren sich diese überdehnten Aktivitätsphasen über längere Perioden hin auf, so kommt es zu dem, was Selye „Di-Stress" nannte – schlimmer Stress, negative Daueraktivierung, ein organismischer Alarmzustand.

Rossi stellt in diesem Zusammenhang eine recht gewagte These auf: Möglicherweise könnte die Spezifität von Störungen bei gestressten Personen die Folge von spezifischen Veränderungen der Biorhythmik sein. Gewöhnlich wird die Tatsache, dass der eine Mensch bei Di-Stress ein Magengeschwür und der nächste Kopfschmerzen bekommt, entweder im Sinne einer Symptomsprache ausgelegt („Er frisst in sich hinein" bzw. „Sie hat den Kopf zu voll") oder aber auf konstitutionelle Faktoren und Familieneinflüsse zurückgeführt. Rossi hingegen fragt, ob nicht möglicherweise alle Ulcus-Erkrankten an derselben Störung ihrer ultradianen Rhythmen leiden – eine These, die neu und anregend ist. Sie stimmt überein mit einer wichtigen These des Sozialphilosophen Paul Virilio, der in einem Interview erklärte, wir hätten unsere Konflikte bislang vor allem als „Raumkonflikte" aufgefasst (1990). Nun sei es an der Zeit, in gleicher Weise die Ebene der „Zeitkonflikte" zu berücksichtigen.

Die Thematisierung der „Zeitkonflikte" lässt eine kritische Frage aufscheinen, auf die Rossi selbst nicht zu sprechen kommt: Kann der Versuch, ultradianen Rhythmen zu folgen, womöglich auch selbst Di-Stress verursachen? Gewiss kann er das. Wie die Beschäftigung mit dem Cholesterinspiegel, das Achten auf den Blutdruck gelegentlich auch höchst unerwünschte Begleiterscheinungen haben, so kann natürlich auch eine Rhythmik, die es einzuhalten gilt, stressen. So wird es einerseits hilfreich sein, von der Möglichkeit körpereigener Zyklen auszugehen, andererseits ist Gelassenheit angebracht.

Denn die Zivilisierung unserer Körper wird auch bereits ihre neuronalen Spuren hinterlassen und so möglicherweise subtile Anpassungsmechanismen erzeugt haben.

Wendet man Rossis Sichtweisen auf Phänomene unserer Lebensform an, so ergeben sich überraschende Sichtweisen. Zum Beispiel hat die Einführung der 35-Stunden-Woche nicht unbedingt nachweislich Stress reduziert, was damit zu tun haben könnte, dass der Arbeitsdruck insgesamt gewachsen ist und die Nach-Hause-Kommenden ihr früheres Daheimsein weniger genießen können als einmal gehofft. Sie purzeln „erschossen" auf die Couch und aus ist's. In eine ähnliche Richtung weist übrigens Csikszentmihalyi (2004), wenn er berichtet, Gewerkschaftsleute hätten sich seiner Idee eines freudvolleren Arbeitsplatzes entgegengestellt, mit dem Argument, damit versuche man doch nur, Gehaltserhöhungen zu vermeiden.

Schon länger existieren Forschungen und Übersichten, die die Inhalte der Chronobiologie sogar auf den Ablauf und die Häufigkeit psychotischer Episoden anwenden (vgl. Supprian 1993). Dies mag den Eindruck erhärten, dass die Themen, um die es Rossi geht, brisant sind. Es ist darin zugleich ein Angebot enthalten, die Rhythmik von PatientInnen in unseren Therapien gezielt zu berücksichtigen. Kaum werden wir diese Arbeit allein den Forscherinnen und Forschern an den Universitäten überlassen können – Rossis eigener Weg verläuft schließlich auch umgekehrt – von der Praxis in Malibu zum Lehrstuhl im Fachbereich Biologie. Was aber kann es bedeuten, die ultradiane Rhythmik von PatientInnen in Therapien miteinzubeziehen?

Eine Therapie, die die wesentlichen Einflüsse der Biorhythmik nicht erkennt, wird nach Rossi fehlschlagen. Er glaubt, dass gute TherapeutInnen ein Gefühl dafür besitzen, wann sie ihre KlientInnen verinnerlichen lassen und wann sie ihnen Außenaktivität abfordern. Erickson zumindest war, wie Rossi glaubt, ein Genie darin, natürliche Verinnerlichungsprozesse therapeutisch fruchtbar zu machen und so neben dem Einrenken der biologischen Rhythmik zugleich Ressourcennutzung hinsichtlich dessen zu betreiben, was seine PatientInnen ihm „anboten".

Eine Fallanwendung

An dem folgenden, vielleicht etwas banalen Beispiel aus meiner Arbeit kann deutlich werden, wie fruchtbar die Nutzung persönlicher Rhythmik tatsächlich ist. Ein Patient – nennen wir ihn „Ralf" – war seit neun Sitzungen wegen depressiver Verstimmungen in meiner Behandlung. Ich hatte schon in der zweiten Stunde damit begonnen, ihm kleine Aufgaben – Visualisierungen, Träume notieren, Erinnerungsarbeit u. Ä. – mit auf den Weg zu geben. Doch Ralf erschien jedes Mal mit trübsinnigem Gesicht und erklärte, die Aufgabe bis zu diesem Moment vergessen zu haben. Ich erinnerte mich an Michael Yapkos oben (in Teil II dieses Buchs) erwähnte Betonung, man dürfe Depressive nicht überfordern. Daher sagte ich nichts. Zufrieden aber war ich auch nicht, und ich merkte, dass ich etwas tun musste.

In dieser Zeit las ich erstmals Rossis Ausführungen zur Chronobiologie und entschloss mich zu einem Experiment. Die Maßnahme, wenn man es denn so nennen will, war denkbar einfach. Ich verlegte unsere Termine, die bisher morgens um 9.00 Uhr stattgefunden hatten, auf nachmittags 16.00 Uhr. Der Grund, den ich dafür nannte, was der, dass ich meine Kinder zum Kindergarten bringen wolle und deshalb später am Tage beginnen müsse. Das stimmte einerseits, andererseits war es notwendig, Ralf Gründe für meine Maßnahmen anzugeben, da er misstrauisch war gegenüber allem, was TherapeutInnen tun konnten.

Das Eigentümliche geschah. Derselbe Ralf, der Aufgaben, die er morgens erhielt, nicht erinnerte und also auch nicht machte, lieferte nun nachmittags seine Aufgaben getreulich ab – „lieferte ab" sage ich, denn nicht genug damit, dass er sie machte, er fertigte auch säuberliche Protokolle von dem an, was während der aufgegebenen Übungen in ihm vorgegangen war. Ich habe nicht gefragt, ob sich in ihm eine Änderung vollzogen habe, nun, da er seine Aufgabe machte. Ich nahm, von Rossi „angefüttert", hin, was ich bekam.

Der Fall „Ralf" war leicht zu lösen – aber natürlich kann das Rückzugsverhalten von KlientInnen auch als massiv störend empfunden werden – besonders dann, wenn die Therapeutin oder der Therapeut sich (was wohl manchmal nötig ist) an einer starren Planung orientiert. Nach Rossis Auffassung ist dieses Verhalten jedoch nur ein Anzeichen für eine Tendenz, unbewusste Heil- und Regenerationsvorgänge wirken zu lassen – wir machen also einen großen

Fehler, wenn wir diese Zustände bekämpfen, anstatt sie zu nutzen. Gute TherapeutInnen, so Rossi, bemerken die Ermüdungsmerkmale ihrer PatientInnen nicht nur, sie können sie, wenn sie wollen, sogar gezielt in die Therapie einbauen, indem sie eine Sitzung mindestens 90 Minuten dauern lassen und so gewährleisten, dass es sicher zu einer Verinnerlichungs- und Erholungsphase kommen wird. Nimmt man die dafür wesentlichen Merkmale wahr, dann kann man etwa sagen: „Ich sehe, dass allmählich Ihre Aufmerksamkeit ein wenig erschöpft ist. Ein Zeichen dafür, dass Ihr Unbewusstes sich nun, ohne dass Sie es merken müssen, mit der Lösung des Problems beschäftigen will. Wenn Sie selbst spüren, dass es soweit ist, dann lassen Sie Ihre Augen einfach zugehen und gestatten dem Unbewussten, Sie der Lösung Ihres Problems ein Stück näher zu führen …"

Psychosomatik …

Wo Rossi Tranceprozesse aus der Chronobiologie heraus erklärt, da tut er etwas für PsychologInnen eher Ungewöhnliches: Er leitet psychotherapeutische Prozesse aus biologischen Befunden ab. Dies ist einerseits fortschrittlich, denn es macht klar, dass Psychotherapie von der Naturwissenschaft befruchtet werden kann. Es scheint andererseits Biochemikern wie Francis Crick (1994) in die Hände zu spielen, die alle psychischen Prozesse aus molekularen ableiten und damit eine Banal-Psychologie begründen. Haben nicht umgekehrt psychische Prozesse auch Einfluss auf unsere Biochemie?

Dass seelische Prozesse Einfluss auf das haben, was in unserem Organismus geschieht, kann eigentlich inzwischen als Binsenweisheit gelten. Was anders soll „Psychosomatik" denn meinen, wenn nicht dies? Haben wir als Psychotherapeutinnen und Psychotherapeuten nicht alle als Selbstverständlichkeit gelernt, dass Di-Stress einen Ulcus, Spannungskopfschmerz oder hysterische Lähmungen bewirken kann? Gewiss haben wir das – doch andererseits gab es immer Personen, welche uns lächelnd erklärten, ein Ulcus gehe auf eine Infektion, Spannungskopfschmerz auf eine verkehrte Körperhaltung und die Lähmung oft genug auf Simulation zurück. Da solche Argumente nur schwer widerlegt werden konnten, nahm die Aussagekraft psychosomatischer Modelle latent ab, und man sprach, das im Zusammenhang mit dem Ulcus gefundene Bakterium sprachlich verballhornend, gelegentlich sogar von einer „Heliobakterisierung“ der Psychosomatik. Wobei es interessanterweise bis heute kaum einmal eine Meldung wert ist, dass besagtes Bakterium nur bei einem Drittel aller Ulcus-Erkrankten überhaupt angetroffen wird …

Rossi nun zeichnet akribisch nach, wie Psychisches auf den Körper Einfluss nehmen kann. Er stellte sich damit früh in die Reihe derer, die anstelle der alten, auf Descartes zurückgehenden Zweiteilung in Körper und Seele von einer Körper-Seele-Einheit sprechen (Damasio 1997, 2003; Rossi 1988). Zugleich knüpft er an der Stelle an, bis zu der die psychoanalytische Forschung in den 60er-Jahren vorgestoßen war, als vor allem Alexander Mitscherlich neue Theorien der Psychosomatik entwarf (etwa Mitscherlich 1966,1967).

Mitscherlich hatte seine Theorien vor allem auf die zweier Vorläufer gestützt, nämlich auf die anthropologische Medizin Viktor von Weizsäckers und auf die psychoanalytisch inspirierte Psychosomatik Franz Alexanders. Alexander, der 1891 in Budapest geboren wurde und in Deutschland studierte, begründete später das Institut für Psychoanalyse in Chicago, dem er 25 Jahre lang vorstand. Rossi erklärt, mit seiner europäischen Bildung und positiven Intellektualität sei Alexander für Amerika ein „Geschenk des Himmels“ gewesen.

Berühmt geworden sind Alexanders Untersuchungen über die Psychosomatik unbewusster Konflikte (1950). Alexander fand psychoanalytische Begründungen für verschiedenste körperlich auftretende Symptomkomplexe, unter anderem für Rheuma, Hauterkrankungen, Migräne und Asthma. Jedes Syndrom entsteht nach Alexander aufgrund eines spezifischen, bei jeder entsprechend erkrankten Person wieder auffindbaren Konflikts. Rossi verwirft nun diese Spezifizitätshypothese zugunsten einer grundsätzlichen, nach der sowohl Kränkung als auch Heilung dem Körper von der Psyche „aufgegeben“ werden können. Wir haben aber im Zusammenhang mit seinen Ideen zur Chronobiologie gesehen, dass er selbst bereits eine neue Spezifitätshypothese überdenkt, in welcher das besondere Zeiterleben den Boden für entsprechende Störungen bereitet.

Alexander hatte bereits erkannt, dass psychischer Stress dem Organismus auf dem Weg über den Hypothalamus mitgeteilt werden kann. Rossi konkretisiert dies und nimmt an, dass es eine absteigende Bahn im Organismus gibt, welche vom Psychischen bis zu den Genen hinunterführt. Auf dieser Bahnlinie liegt ein entscheidender Umsteigebahnhof, der immer passiert werden muss. Dieser ist das Hypothalamus-Hypophysen-System, das, um eine andere Metapher zu verwenden, im Organismus die Rolle des Dolmetschers spielt. Es bewegt nach einem von Rossis Beispielen Steroidhormone des endokrinen Systems dazu, in die Zellen des Körpers einzudringen und dort die Gene zur RNA-Produktion zu bringen. Weitere Beispiele aus der Biochemie finden sich vor allem in Rossis Buch *Die Psychobiologie der Körper-Seele-Heilung* (1991b). Sie belegen, dass Rossis Modell der Geist-Körper-Kommunikation auf einem tragfähigen naturwissenschaftlichen Fundament ruht. Ernest geht denn auch so weit zu erklären, wenn man einen Endokrinologen nur hart genug fordere, dann werde selbst dieser zugeben, dass die Psyche einen Einfluss auf die Gene besitze …

Bedeutet das nun, könnte man fragen, dass die Gene nicht die wesentlichen Determinanten der menschlichen Entwicklung sind? Das wirkt im ersten Moment wohl erschütternd und auf manchen womöglich töricht, wird aber bei näherer Prüfung einleuchtend. Immerhin ist die so verbissen betriebene Suche nach dem Alkoholismus-, dem Homosexualitäts- und dem Schizophrenie-Gen bisher erfolglos verlaufen. Überdies sind Gene, um es mathematisch auszudrücken, zwar notwendige, aber keineswegs hinreichende Bedingungen für die Entstehung von Krankheit. Die genetische Ausstattung ist eine Art fertig gepackter Koffer für die Lebensreise – man darf den Koffer nicht mit der Reise selbst verwechseln. Eine Patientin von mir formulierte es so: „Ich denke manchmal, wir haben alle Stifte und Papier mitbekommen und die Aufgabe gekriegt, unser Bild zu malen. Aber manche haben feines Papier und manche grobes, manche viele Farben und manche keine. Und welche man dann verwendet, das wiederum hängt davon ab, was einem begegnet. Und was einem begegnet, das ist wieder davon abhängig, wie man sein Leben lebt." (Man könnte ergänzen, dass es auch nicht unbedingt nur nachteilig ist, eine „schlechte" Ausstattung mitbekommen zu haben – wer bloß weiße Stifte und weiße Blätter besitzt, wird möglicherweise ein so subtiles Unterscheidungsvermögen entwickeln, wie es anderen niemals gelänge.)

… und Hypno-Psychosomatik

Was die Therapie psychosomatischer Störungen angeht, so schlägt Rossi vor, Symptome eines Menschen als seine persönlichen „Signale“ aufzufassen. Wie dies aussehen kann, möchte ich an einem Beispiel erläutern. Einer Patientin, mit der ich wegen wiederkehrender Kopfschmerzattacken arbeitete, schlug ich vor, sie könne ihre Symptome als eine Art Bewegungsmelder begreifen. So wie dieser alle auf einem Gelände vorkommenden Bewegungen anzeige, die ein gewisses Maß überschritten, so zeige der Kopfschmerz innere Bewegungen an, die unbedingt registriert werden müssten. Wie beim Bewegungsmelder müsse sodann geklärt werden, ob die Reaktion wirklich durch einen Einbrecher oder nur durch eine streunende Katze verursacht worden sei. Die Patientin nahm diesen Vorschlag nach anfänglichem Zögern an und erlebte bereits binnen weniger Sitzungen, wie ihre Sensibilität für innere Vorgänge stieg und die Kopfschmerzen seltener auftraten.

Man könnte formulieren, dass die Devise „Symptome zu Signalen“ eine Art therapeutisches „Schwerter zu Pflugscharen“ bedeutet. Gefährliches wird zu Nützlichem umgeschmolzen. Darüber hinaus kann man vermuten, dass hierbei zugleich ein sekundärer Krankheitsgewinn reduziert wird, indem Klagen, Aufmerksamkeitheischen, Nichts-tun-Müssen und andere „destruktive Belohnungen“ des chronischen Krankseins zurückgestellt werden müssen, um den inneren Signalen Gehör zu schenken. Wer aber Signale empfängt, der erlebt sich weniger als hilflos und krank, sodass Verantwortungsübernahme wieder leichter fällt.

Die wesentlichsten Prozesse der Umwandlung von psychischem in körperliches Geschehen laufen nach Rossis Ansicht im limbisch-hypothalamischen System ab, jenem Teil unseres Gehirns, den der Stressforscher Hans Selye einst als den Motor des allgemeinen Adaptationssyndroms ausmachte (vgl. Selye 1988). Hier werden seelische Prozesse (bzw. ihre körperlichen Korrelate) in körperliche Ereignisse (bzw. körperlich wirksame Ereignisse) umgewandelt, und von hier aus ist demzufolge Kränkung ebenso möglich wie Heilung. Ein für die seelische Heilung des Körpers beispielhafter Prozess ist in Rossis Augen einer, der ansonsten nur mäßige Anerkennung genießt und oft eher spöttisch als würdigend erwähnt wird: die Gesundung infolge Placebo. Wird „Placebo-Wirkung“ von vielen MedizinerInnen nicht gleichbedeutend benutzt mit „keine echte Wirkung"? Doch, dies scheint der Fall zu sein – und ist sogar begründet, wenn man einer rein materialistischen Naturwissenschaft anhängt, in der weder Geist noch Seele existieren. „Placebo" – wenn dies Wort im Zusammenhang mit einem Medikament fällt, so bedeutet es für dieses Präparat das Aus, da ihm keine nachweisbare, wiederholbare Wirkung zugeschrieben werden kann. Dies ist vom materialistischen wie vom experimentellen Standpunkt aus richtig gedacht. Rossi allerdings wertet anders. In seinen Augen ist das Placebo-Heilen ein Beleg dafür, dass die Seele den Körper zu heilen vermag, wenn die Seele nur glaubt, dass sie es kann.

Hirnhälftenaktivität

Es ist eines der Merkmale von Rossis Arbeit, dass theoretische Präzision übergeht in therapeutische Einfachheit. Man könnte sogar sagen, gelegentlich erscheint die akribische theoretische Ausarbeitung bei Ernest als Basis für therapeutische Figuren, welche ebenso simpel erscheinen, wie sie komplex wirken. Eine solche, dem „Symptome zu Signalen"-Verfahren vergleichbare therapeutische Methode stellt Ernests Weg dar, die Hirnhälftenaktivität zu beeinflussen.

Viele Untersuchungen haben seit Ende der 60er-Jahre bestätigt, dass die beiden Hirnhälften verschiedene Arbeitsweisen haben. Ist die linke eher für logisches, sprachbezogenes, abstraktes und analytisches Operieren zuständig, so geht die rechte bildnerisch, träumerisch-assoziativ und ganzheitlich vor. Paul Watzlawick wies einst darauf hin, dass Ericksons Erfolge nicht zuletzt darauf beruhten, dass er in seinen Interventionen gezielt die rechte Hirnhälfte ansprach und dadurch komplexere Problemlösungen ermöglichte, als sie bei rein analytischem Vorgehen möglich wären (1977). Die Erickson'schen Methoden sind gleichwohl nicht in jedem Kontext verwendbar, vor allem weil sie zeitintensiv sind. Um ein Beispiel zu geben: Manche Menschen erleben sich als unfähig, einem Märchen zu lauschen oder ein Lied anzuhören, ohne dabei zur Analyse (also zu einer Aktivität der linken Hemisphäre) überzugehen. Sie könnten durch Ericksons Konfusionsmethode dahin geführt werden, dass ihr logisches Vermögen anderweitig beschäftigt und so der Weg für rechtshemisphärisches Erleben frei würde. Dieser Prozess nimmt aber Zeit in

Anspruch, und er ist überdies in der Selbsthypnose nicht reproduzierbar, macht den Klienten also abhängig. Deswegen ist ein Weg, wie die Hirnhälftenaktivität auch auf andere Weise beeinflusst werden kann, hier nützlich.

Rossi geht von zwei banalen Beobachtungen aus. Die erste besagt: Beim normalen Atmen besitzt in aller Regel ein Nasenloch Präferenz. Die zweite Beobachtung lautet: Beim Liegen auf der Seite schließt sich jeweils das der Lage entsprechende Nasenloch, d. h., beim Rechtsliegen geht das rechte, beim Linksliegen das linke Nasenloch zu. Nun besteht zwischen Atmung und Hirnhälftenaktivität, wie entsprechende Forschungen gezeigt haben, folgender Zusammenhang: Wenn ein Nasenloch geschlossen ist, tritt die entsprechende Hirnhälfte funktionell zurück. Anders ausgedrückt: Diejenige Hirnhälfte arbeitet stärker, deren gegenüberliegendes Nasenloch den meisten Sauerstoff aufnimmt (vgl. Werntz et al. 1983). Liege ich auf der linken Seite, so schließt sich das linke Nasenloch. Mit ihm korrespondiert die rechte Hirnhälfte, welche nun weniger aktiv ist, während die linke vermehrt zu arbeiten beginnt. Durch die Wahl des Linksliegens habe ich also bedingt, dass mein bildliches Denken und meine Assoziationsfähigkeit zurücktreten, zugunsten meiner logischen und planenden sowie meiner begrifflichen Fähigkeiten (nachzulesen in Rossi u. Nimmons 1993).

Ein Brückenschlag zur Hirnforschung

Um Rossis Vorschläge zur Psychotherapie ganz würdigen zu können, ist ein kleiner Ausflug in die Hirnforschung nützlich. Die gegenwärtige Sichtweise vieler Neurowissenschaftler ist in etwa diese: Galt es früher als ausgemacht, dass ein einfallender Reiz im Organismus entziffert wurde und, nachdem er erkannt war, zu einem Verhalten führte (Stimulus-Response- bzw. Input-Output-Modelle), so geht man gegenwärtig davon aus, dass der im Hirn stattfindende Prozess um einiges heikler ist. Das Gehirn erzeugt seine eigene Wirklichkeit: So lautet etwa die Folgerung des Bremer Hirnforschers Gerhard Roth (1994, 2003), der die Annahme zurückweist, dass die Wirklichkeit, die wir erleben, mit der Wirklichkeit „draußen“ identisch wäre (siehe hierzu auch die Ausführungen in Abschnitt 2 im zweiten Teil dieses Buchs).

Was die Psychotherapie angeht, so sind die Folgen einer solchen Sichtweise natürlich erheblich. Man kann danach nämlich nicht mehr davon ausgehen, dass aufdeckender Dialog oder Lernprogramm, Rollenspiel oder Körperübung in jedem Fall genügen, um einen therapeutischen Effekt zu erzielen. Entscheidend für eine Veränderung – für die Frage, ob überhaupt eine Veränderung zustande kommt – ist vielmehr, ob im Gehirn dabei ein Zustand der Instabilität erzeugt werden kann, in welchem das Gehirn dann, wie Kruse (1995) es ausdrückt, „auf angeregter Suche nach stabiler Ordnung" ist. Gemeint ist damit, dass Nervenimpulse zwischen den Hirnhälften hin und her wandern, ausgetauscht und mit Erfahrungen verglichen werden. Zur Erzeugung dieses Zustands taugen verschiedene Interventionen, die die vorherige Ordnung infrage stellen, so etwa das Erzählen einer spannenden Geschichte, das eine Spannung in Bezug auf ihren Ausgang erzeugt, oder die Infragestellung einer Überzeugung durch einen neuen Sachverhalt, die dazu führt, dass die gegenwärtige Lebensführung in einem neuen Licht erscheint. Dieser Zustand ist vermutlich dem ähnlich, den Festinger (1957) „kognitive Dissonanz" genannt hat. Hierunter war zu verstehen, dass eine ursprüngliche Einheit von Denken, Fühlen und Tun („Konsonanz") zerstört worden ist und nun im Menschen der Wunsch besteht, diese Konsonanz neu zu etablieren.

Die Frage bleibt übrig, wie diese Begründung eines neuen, gefestigten Zustands ermöglicht werden kann? Die Antwort lautet: Durch Einführung einer Lösung. Eine spannende Geschichte gelangt an eine überraschende Wendung, welche die Spannung nimmt. Oder der Einführung eines destabilisierenden Sachverhalts folgt ein neuer Sinnzusammenhang, der das Gehörte erträglich macht. Ein Beispiel: Einer weinerlichen, depressiven Frau hält ihr Therapeut entgegen: „Also, Frau W., Ihr Verhalten deutet auf Aggression!" Um dann, da dies überhaupt nicht zu ihrem Selbstbild passt (also Instabilität bzw. Dissonanz entstanden sind), fortzufahren: „Aber das ist die Folge einer Lerngeschichte, Sie sind nicht dafür verantwortlich" (womit eine Lösung und damit die Verheißung neuer Konsonanz im Raum steht). Freud hatte einst angeblich ein Gespräch mit einem berühmten Mann, der irritiert sagte, er habe niemals auch nur im Traum mit seiner Mutter schlafen wollen. Das sei unerhört. Freud entgegnete: „Sicher, das ist doch alles nur unbewusst", worauf der Mann erleichtert meinte: „Ach so."

Die beiden Beispiele zeigen, wie durch Destabilisierung und erneute Stabilisierung ein verbesserter, anderer Erkenntnis und anderen Entwicklungen aufgeschlossener Zustand erzielt wird. Hierfür ist das Zusammenspiel des Neocortex mit dem limbischen System von entscheidender Bedeutung. Findet im Cortex die Bewegung, das Suchen nach Möglichkeiten statt, so beendet das limbische System diese Suche durch Bewertung. Bewertung bedeutet hier die emotionale Entscheidung, ob etwas Lust oder Unlust bereitet, gewollt wird oder nicht, ein „Ja" oder ein „Nein" entgegengehalten bekommt. Ist diese Entscheidung gefällt worden, so gelangt sie via Thalamus ins Bewusstsein. Ein entspannter, erlöster Zustand neuer kognitiver Konsonanz ist die Folge.

In einer Hypnotherapie wird in Trance durch den Prozess von Verwirrung und nachfolgender Stabilisierung ermöglicht, dass alte, sich negativ auswirkende Bezugssysteme außer Kraft gesetzt und neue etabliert werden können. Biochemisch bedeutet dies vor allen Dingen neue Proteinbildungen, die für neue, stabile Erinnerungen stehen. Hypnotische Erlebnisse sind nämlich tatsächlich Erfahrungen, so echt wie eine Erfahrung nur sein kann. Daher führen sie zu Um- und Neubildungen im Gehirn, ungefähr so, als würde in der Verhaltenstherapie eine neue Handlungssequenz möglich, oder als käme es in einer Psychoanalyse zur Übertragung. Anders aber als in Therapien, bei denen Entwicklungen vorgegeben werden, ist hier die Entwicklung, wie Rossi lehrt, allein Sache des Klienten bzw. der Klientin. Gelegentlich wissen die Therapierenden selbst nicht, was in der Trance geschieht – sie wissen aber, dass es der Heilung näher führt. Die Lösungen, die auf diese Weise in PatientInnen entstehen, sind daher auch nicht manipulativ herbeigeführt worden wie etwa Kaufgelüste durch eine Werbesequenz, sondern sie sind allenfalls Selbstmanipulation insofern, als KlientInnen in einem verinnerlichten Zustand unbewusst gebliebene Ressourcen einsetzen, um aus Verwirrung neue Ordnungen zu bilden.

Innere Modulation

Wenn eine Lösung nicht von außen in den Organismus hineingegeben wird, muss er sie aus sich selbst heraus entwickeln können. In der Hypnotherapie nimmt man an, dass dabei insbesondere unbewusstes Wissen genutzt wird, also Wissen, das ein Mensch zwar besitzt, das aber zum gegebenen Zeitpunkt die Schwelle zum Bewusstsein nicht überschritten hat. Nun ist der Begriff des „Unbewussten“ schwammig, und dass Rossi, den wir als einen Therapeuten kennen lernten, der sich der Biologie und damit der quantifizierenden Naturwissenschaft verpflichtet fühlt, diesen Begriff benutzt, verwundert daher ein wenig. Was will er damit sagen, und was versteht er darunter? Die Antwort auf diese Fragen ist nur über Umwege zu entschlüsseln.

Einst schrieb Rossi, wenn es irgendwann einen Nobelpreis für Hypnose gäbe, dann müsse er dem verliehen werden, der die Interaktion von genetischer Aktivität und Hirntätigkeit entschlüssele (1985). Spottlustige werden sagen, dabei habe er zweifellos an sich selbst gedacht, denn im Grunde laufen die Fragen, mit denen Rossi sich beschäftigt, auf ein Ergründen des Zusammenspiels von genetischer und psychischer Aktivität hinaus. Wenn geklärt wäre, was wo wie geschieht, wenn Psychisches auf Somatisches wirkt, dann, so Rossi, könnte man noch unendlich subtiler behandeln, als man es heute vermag. Da wir die innere Schrittfolge, die Segmente inneren Heilens, aber noch nicht kennen, so sind wir auf Konstrukte angewiesen, die diese Schrittfolge als Ganzheit behandeln. Denn wie das Beispiel „Placebo“ belegt, existieren Ebenen im Organismus, welche aus einer psychischen eine somatische Realität machen, oder anders gesagt: innere Prozesse modulieren.

Arbeit mit dem Unbewussten

Bei näherem Hinsehen macht die Verwendung der Metapher vom „Unbewussten“ also wieder Sinn, denn Hypnotherapie ist nach Rossis Verständnis vor allem eine Hilfe zur Informationsumsetzung. HypnotherapeutInnen fokussieren auf ein Heilwissen, das unserem Organismus innewohnt und das dieser zu nutzen imstande ist. Sie gehen implizit von einem „Unbewussten“ (oder ersatzweise einem „höheren Selbst“, einer „Hirnorganisation“, einem biologischen Selbsthilfeprogramm oder etwas „Geistigem“) aus, welches weiß, was es tut und warum es das tut. Ebenso aber weiß es unserer Überzeugung zufolge, was Abhilfe schüfe. Darauf arbeitet es hin – und zwar gelegentlich so, dass das Bewusstsein davon überrascht wird.

Der Weg der Informationsumsetzung führt, wie Rossi zeigt, über die Trance. Vermutlich wäre es töricht zu glauben, in der Trance läge immer besseres Wissen parat als in bewussten, rational gesteuerten Zuständen. Das Bewusstsein hätte unter diesen Umständen keinen Sinn, und man müsste sich fragen, wieso es überhaupt entstand, wenn es doch gar nichts nützte. Außerdem ist das Erleben von immer wiederkehrenden Störungen ebenfalls ein Trancephänomen, indem nämlich etwa ein depressiver Mensch innerhalb seiner Depression gerade dieselben Phänomene erkennen lässt wie ein Mensch, welcher sich in einer therapeutischen Trance befindet, nur mit umgekehrtem Vorzeichen. Trance alleine ist also noch keine Gewähr für Heilung, so wenig wie klares Bewusstsein und Rationalität bedeuten, nun nicht heilen zu können. Argumentationen, in denen das Tranceerleben immer über dem Wacherleben steht, sind unnütz und gleichen denen, nach denen die rechte Hirnhälfte besser sei als die linke. Sie machen aus der Rationalitätsanbetung eine Anbetung des Irrationalen und verbauen so den Zugang zu Ressourcen mehr, als sie ihn öffnen.

Die Lösung für uns liegt darin, zwei komplementäre Systeme zu erkennen, die jeweils unterschiedliche Aspekte der Wirklichkeit erfassen. Timothy Leary unterschied zwischen zwei wissenschaftlichen Herangehensweisen, einer messenden und einer erfahrenden. Im Rahmen seiner LSD-Forschungen legte er besonderen Wert auf Letztere und bekämpfte den Primat der Ersteren (vgl. Leary 1982). Auch Problemlösungen durch das Unbewusste lassen sich nicht messen, nur erleben, weswegen hier die Selbsterfahrung von TherapeutInnen von besonderem Gewicht ist (vgl. auch Heinrichs 1995; Sloterdijk 1996; Milzner 2001). Vor diesem Hintergrund lässt sich die Frage formulieren, ob es überhaupt Sinn macht, eine Wahrnehmung anzuzweifeln, auf die man sich nicht zuvor selbst eingelassen hat.

Der Biologe Ernst Florey unterscheidet ein ahnendes Erkennen von einem prüfenden (1988). In der Geistesgeschichte sind diese Erkenntnissysteme mit der Philosophie der Aufklärung (das Prüfende, Mathematisierende) bzw. der Romantik (Ahnung und Anschauung) verbunden. Zwar werden sie gern gegeneinander ausgespielt, doch wird hierbei die Parteinahme für ein Verfahren immer mit Erkenntnisverzicht bezahlt, indem sich nämlich der andere Zugang verschließt. Nahe liegender, aber auch intellektuell anspruchsvoller ist es, beide Systeme als verschiedene Türen zu verschiedenen Zonen eines großen Tempels zu betrachten. Hypnotherapie basiert dann auf dem nur scheinbar paradoxen Mechanismus, dass einmal das Unbewusste „weiß" und das Bewusstsein nicht, in anderen Fällen aber das Bewusstsein den Ausweg kennt und das Unbewusste (scheinbar) nicht. Im ersten Fall würde in der Therapie nach unbewusstem Wissen geschürft, im zweiten Fall benutzte man Suggestionen, welche bewusst erzeugt und dem Unbewussten „implantiert" würden. Die letztere Methode ist dabei vermutlich die bekanntere, da sie mit der tiefenpsychologischen Entdeckung unbewusster Konflikte leicht legierbar ist. Hierbei tut sich die Möglichkeit auf, den Konflikt aufzudecken oder gezielt auf seine Lösung hin zu suggerieren. Lösung und Lösungsweg können dann unbewusst erfolgen.

Ein Brückenschlag zur Verhaltensbiologie

Inwieweit lässt sich nun begründen, dass „Heilwissen" wirklich Heil*wissen*, „innere Wahrheit" tatsächlich innere *Wahrheit* ist, und nicht bloß eine andere Form von manipulativ erzeugtem Blickwinkel? Vielleicht nützt hier ein Blick in die Verhaltensbiologie, genauer: in die Zonen ererbten Verhaltens. Kreuzspinnen bauen Netze, ohne dazu angeleitet worden zu sein. Schafe fressen Arnika, wenn sie gestürzt sind. Ein verletztes Tigerjunges läuft zum Wasser, um Kühlung zu erfahren, auch wenn es ihm nicht vorher beigebracht wurde. Dies sind nur einige wenige Beispiele praktischer Selbsthilfe, die die Tiere niemand gelehrt hat – es sei denn ihr Wissen um sich selbst. Vermutlich verfügen Menschen über ein ähnliches Inventar an Wissen über die eigene Art, und möglicherweise können sie dies in adäquater Form einsetzen.

Was aber ist, um noch für eine Weile bei den Tieren zu bleiben, mit jenen Handlungen, für die Tiere nicht von Geburt an mit einem Programm ausgestattet sind und welche sie also erst erlernen müssen? Junge Geparden haben zwar eine Neigung, bewegten Objekten zu folgen; sie sind aber unfähig, die Beute zu schlagen. Ein mit der Flasche aufgezogener Panther weiß, wie mein Freund und Kollege Michael Gruß und ich als Studenten in einer Studie zeigen konnten, mit einem frisch geschlachteten Huhn nichts anzufangen und könnte glatt neben dieser Mahlzeit verhungern, hätte er nicht von Artgenossen gezeigt bekommen, was er zu tun hat. Hier besteht offenbar keinerlei Wissen um notwendige Handlungen, und die Folge ist, dass Gepardenjunge, deren Eltern von Wilderern getötet wurden, Hungers sterben, sofern sie nicht bereits in der Jagd unterwiesen wurden. Ab einem bestimmten Alter setzen die anderen Geparden die Kenntnisse des Jagens und Beuteschlagens einfach voraus, und niemand bringt dem Tier noch etwas bei. Auch käme kein Gepard auf die Idee, eine soziale Ader zu zeigen, indem er das hungernde Junge an seinen Portionen teilhaben ließe …

Wie ist demnach unsere Annahme, Tiere besäßen ein Selbstwissen, welches sich aktivieren ließe, mit der Erkenntnis vereinbar, dass Tiere keineswegs für alle Eventualitäten gerüstet, ja, oft sogar unfähig sind, sich selbst am Leben zu erhalten? Der Konflikt ist tatsächlich nicht so groß, wie er erscheint. Das Selbstwissen nutzbringend einzusetzen, verlangt von den Tieren zweierlei: Erstens muss das Tier über jene Lebensperiode hinaus sein, in der es noch in enger Verbindung mit seinen Eltern lebt. Zweitens braucht es einen Reifegrad, der eine gewisse Menge an Erfahrung voraussetzt, die vorhandenen Anlagen stimuliert und zur Entfaltung bringt. Eibl-Eibesfeldt drückt dies folgendermaßen aus:

„Sie sind mit physiologischen Maschinerien ausgerüstet, die als Antriebe das Tier in Bewegung setzen, und sie bringen schließlich angeborene Lernbegabungen mit, die sichern, dass das Tier das Rechte zur richtigen Zeit lernt, kurz, dass es sein Verhalten adaptiv modifiziert“ (1973, S. 10).

Und beim Menschen? Er ist offensichtlich vom tierischen Erbe geprägt, besitzt also lebenserhaltendes Wissen, welches sich von selbst entfaltet, ebenso wie Bereiche, in denen er auf Lernen angewiesen ist. Überdies ist er eine Legierung aus „wilden“ und „zivilisierten“ Anteilen, deren Kombination rätselhaft bleibt. Vor diesem Hintergrund kann der Filmregisseur Jean-Jacques Annaud erklären, sein Film über zwei Tiger sei „eine kostenlose Psychoanalyse gewesen“ (2004). Und bei Schaller (1973) heißt es, die „Zwiesprache mit uns selbst und mit anderen“ werde uns irgendwann in den Stand versetzen, den „hartnäckigen Wilden“ in unserem Innern zu begreifen und mit ihm leben zu können. Dies ist, so wahr es ist, aber nur die eine Seite der Wahrheit. Auf der anderen sind wir gehalten, uns auch mit dem, um es einmal so zu nennen, „hartnäckigen Kultivierten" in uns zu befassen, oder besser: mit dem Mischerbe von Kulturen, das ebenfalls durch unsere Gene geistert und uns Möglichkeiten eröffnet, die vermutlich über die der Tiere hinausgehen. Was ist damit gemeint?

Solange es die Tiere gibt, die wir kennen, solange haben sie (jedenfalls so weit wir dies erkennen können) ihre Lebensformen nur in geringer Weise abgewandelt. Die Menschheit aber hat, solange sie existiert, bereits diverse Lebensformen und eine Unzahl kleinerer Varianten übergeordneter Muster ausprobiert: Matriarchate, Patriarchate, Nacktheit und Bekleidung, Fleischfressertum und Vegetarismus, Thing-Gesellschaft, Monarchie und Demokratie, Jägertum und Bauerngesellschaft, Schamanismus und katholische Kirche, Wissenschaft und Kunst ... Aus diesen Experimenten der Menschheit mit sich selbst werden, so können wir annehmen, ebenfalls Verhaltensdispositionen entstanden sein, die heute unser Handeln prägen. Daneben gibt es bestimmte Urerfahrungen, die, mit außergewöhnlicher Wichtigkeit ausgestattet, in allen Lebensformen wiederkehrten: Erwachsenwerden im Ritual, Suche nach Bedeutung, Kampf gegen das Böse, Auseinandersetzung mit der Angst vor dem Fremden etc. Diese Erfahrungen sind, wie Jung lehrte, als eine Art seelischer Wirbelsäule in uns alle eingegangen. Er nannte dies das „kollektive Unbewusste" und die wiederkehrenden menschlichen Urerfahrungen „Archetypen". Wie sehr Letztere nach Jungs Auffassung verhaltensprägend und keineswegs bloß Traumbilder sind, das belegt die Antwort Jungs auf die Frage Karlfried Graf Dürckheims, was ein Archetypus eigentlich sei. Jung meinte knapp: „Pattern of behavior" (zitiert nach Dürckheim 1985, S. 18) und verwendete damit denselben Ausdruck, den VerhaltensbiologInnen für aus dem Tierreich geerbte Grundmuster verwenden (vgl. hier auch wieder die Ausführungen über Archetypen in der Hypnotherapie in Teil I dieses Buchs).

Die Hypnotherapie und der Gen-Chip

Dass Archetypen und neue Erlebniszonen, Traum und Trance, Leidenschaft und Bewegung auf unseren Körper einwirken, das wissen wir alle. Dass sie mittelbar aber auch auf die Aktivität unserer Gene einwirken, das ist neu, oder besser: Das wäre neu, wenn man denn davon ausginge.

Es nimmt nach allem, was wir über Ernest Rossi sagten, nicht Wunder, dass er in der Tat davon ausgeht, dass Erfahrungen auf Gen-Aktivität einwirken. Ausgangspunkt ist dabei der Satz: „Genes do absolutely nothing by themselves." Bei einigem Nachdenken erschließt sich die volle Bedeutung dieser Wendung. Wenn Gene, wie Nüsslein-Volhard (2004) sagt, „das Leben steuern", wer oder was steuert dann die Gene? Es ist ziemlich sicher, dass es eine genetische Disposition für die Parkinson'sche Krankheit gibt, aber wir wissen auch, dass beispielsweise Holzschutzmittel Parkinson „herbeistimulieren" und mithin die beigegebene genetische Struktur aktivieren können. Warum sollten nicht auch mentale Prozesse zu dieser Wirkung in der Lage sein? Und wenn sie in eine Richtung zu wirken vermögen – warum nicht auch in die andere?

Rossi ersehnt sich ausgerechnet in einer Zeit, in der viele TherapeutInnen die Erfolgskontrolle fürchten, die Möglichkeit, anhand von Gen-Chips die Wirkung von Hypnose auf die Gen-Aktivität zu messen. Mancher mag nun erstaunt sein und fragen, ob dies denn überhaupt möglich sei. Und hier ist es notwendig zu erläutern, dass es Rossi um eine bestimmte Gruppe von Genen geht – nämlich um die so genannten „immediate early genes", rasch aktivierbare Gene, zu denen etwa ZIF-268 und Interleukin-2 zählen.

Wenn Rossi Recht hat, dann bieten hypnotherapeutische Methoden ihrer lebensnahen Charakteristika wegen eine besonders geeignete Methode, um auf „immediate early genes" einzuwirken. Durch die scheinbare Paradoxie, dass Hypnose sowohl als passivitätsfördernder als auch als aktiver Prozess verstanden werden kann, werden verschiedene Ebenen der Kommunikation mit dem Organismus zugänglich. Rossi glaubt nun, dass sich die hypnotische Einwirkung auf den Organismus über Stadien hinweg vollzieht; Stadien, bei denen, wie wir sahen, u. a. das limbische System und der Hypothalamus eine Rolle spielen (vgl. Rossi 2000a). Eines dieser Stadien wäre auch die Einwirkung auf schnell aktivierbare Gene, deren „Wachwerden" eben mittels des Gen-Chips nachgewiesen werden könnte.

Allein – Rossis Modelle mögen stimmen, doch eine adäquate, den theoretischen Entwürfen gewachsene Praxis existiert kaum, und hier liegt wohl Rossis Hauptproblem. Seine Theoriebildung ist weit fortgeschritten in den letzten Jahren, doch die Praxis fußt nach wie vor auf den Prinzipien der Ideomotorik, wobei bei Rossi speziell die Hand- und Armbewegungen es sind, die verwendet werden. Andererseits gibt es hierfür eine gute neue Begründung, sind doch die Hände auf der Hirnoberfläche in ungewöhnlichem Ausmaß repräsentiert. Man kann daraus folgern, dass Trancearbeit mit den Händen auch in ungewöhnlichem Ausmaß auf das Gehirn einwirkt („And what about this little teeny-weeny-thing here?", erkundigte Ernest sich, indem er bei einer Demonstrationspuppe die Aufmerksamkeit zum Genital hin lenkte und im Folgenden erläuterte, wie wenig dies im Vergleich mit den Händen im Gehirn repräsentiert sei – eine kleine, aber fein-boshafte Kritik an den Entwürfen der vom Sex (immer dem der anderen!) hypnotisierten klassischen Psychoanalyse …).

Und doch – Rossis Ideomotorik besteht gegenwärtig in wenig zielgerichteten Körper-Trance-Übungen, bei denen man wohl hoffen kann, dass sie etwas bewirken, aber täten sie es, dann wüsste man nicht, wieso. So sind die Stadien der Seele-Körper-Kommunikation nach Rossi vor allem beschreibender Art und bislang kaum in praktische Abläufe überführbar. Chaosforschung und Selbstorganisationsmodelle zog Rossi schon früher zur Begründung hypnotherapeutischer Heilphänomene heran (vgl. Rossi 1996c). Die Begründung einer eindeutigen, über das „Könnte-sein-Prinzip" hinausgehenden Hypnotherapie der so genannten Gen-Defekte ist angedacht, aber noch nicht wirklich erarbeitet.

Traum, Gen und Potenzial

Vielleicht wird Europa die geeignete Sphäre sein, um die Wirkung von Hypnotherapie auf unsere Gene zu untersuchen und weiterzuentwickeln – denn hier, wo die Skepsis gegenüber der Genmanipulation im Labor tiefer sitzt als in Amerika (vgl. von Weizsäcker 2004), mag man offener sein für Konzepte, die heilsam wirken, ohne deshalb völlig unberechenbar zu sein. Schon seit längerer Zeit setzen therapeutisch Tätige Hypnose u. a. bei schweren Körperkrankheiten ein, und es passt ins Feld, dass auch der Heilungs-Theatraliker Bert Hellinger vorzugsweise Menschen mit schweren Körperkrankheiten auf die Bühne bittet.

Mit *Dreams, Consciousness, Spirit* (2000b) freilich zeichnet sich vage ab, wie Rossi sich die – auch eigene – Zukunft denkt. Ist es doch die dritte, neu betitelte Auflage von Rossis allererstem (dem jungianischen) Buch: *Dreams and the growth of personality*. Das Buch stammt aus der Zeit, als Rossi noch nicht mit Erickson zusammengetroffen war und zeigt den jungianischen Analytiker Rossi. Nun also ist es wieder da, sehr anders aber, denn es unternimmt – vielleicht vage vergleichbar mit dem Entwurf einer Neuropsychoanalyse (Kaplan-Solms u. Solms 2003) – den Versuch, die Zonen der Tiefenpsychologie mit denen der Trancearbeit über die biologische Forschung zu verschmelzen.

Es könnte, so Rossis Vermutung, Heilungsmuster geben, die in allen existierenden Psychotherapieverfahren enthalten sind. Diese Muster liegen immer dann vor, wenn Therapien wirken, egal, welchen Theorien und welcher Praxis sie ansonsten verpflichtet sind. Als Beispiele führt Rossi (1996b) an: Musik- und Kunsttherapeutinnen und -therapeuten, Psychoanalytikerinnen oder Behavioristen, Körpertherapeuten und Anhängerinnen von Gestalttherapie. Alle sie arbeiten effektiv und nur scheinbar an verschiedenen Inhalten und mit verschiedenen Therapieformen. (Am Rande: Die so sehr an Ericksons Werk haftende Idee der indirekten Suggestion etwa ist früher schon zu finden gewesen. Johannes Cremerius, bekannter als Psychoanalytiker, gab in seinem Frühwerk *Psychotherapie als Kurzbehandlung in der Sprechstunde* (1951) ein prägnantes Beispiel einer „eingekleideten" – so seine Bezeichnung – Suggestion.)

Im Grunde genommen, so Rossi, unterscheiden sich zwar die Zugriffe, nicht aber das Heilen selbst. Denn das, was wir „Heilen" nennen, ist eine charakteristische Selbstentwicklung unserer neurobiologischen Strukturen (Rossi spricht von „Hirnwachstum"), die des kreativen Anstoßes und jener Aktiv-Passiv-Wechsel bedarf, von denen zuvor schon die Rede war (2002). Entscheidend ist immer das, was uns in Therapien neu, fremd, wundersam erscheint – und was daher unser Gehirn zur Weiterentwicklung anregt. So ist Heilen tatsächlich unwandelbar immer dasselbe, erzeugbar aber auf vielfältige Weisen – und mit einem Mal versteht man nun, wie Rossi auf die Weiterentwicklung von eindeutigen therapeutischen Techniken zur Manipulation von Gen-Aktivität verzichten kann, auch wenn dieses

Defizit an eindeutiger therapeutischer Technik seinen Stand im Zusammenhang mit der Gen-Debatte wohl eher schwächt.

In seinen letzten Arbeiten vermutet Rossi, dass die Neurowissenschaften uns Wege aufzeigen werden, um die Kontrolle unserer Gen-Aktivität leichter zu machen. Damit kommt er einem uralten Menschheitstraum fantasierend näher, oder besser: Er träumt ihn neu. Und sind nicht auch erste Bestätigungen zu erblicken?

Fasziniert fanden die Forscher um Dean Felsher an der Stanford-University, dass bereits das Abschalten eines einzigen Gens bewirken kann, dass ein Leberkrebs bei Mäusen in seiner Entwicklung nicht nur gestoppt wird, sondern sich sogar die bereits veränderten Zellen zu normalen Leberzellen zurück entwickeln. Für den gegenwärtigen Zeitpunkt mag es vermessen erscheinen, ein solches Abschalten auch über hypnosuggestive Methoden bei Menschen bewirken zu wollen. Andererseits sind die Visionen einer Therapeutik neben dem ihr zugrunde liegenden Menschenbild wohl das größte Kapital, mit dem sie aufwarten kann.

Vermutlich wohnt jeder Wissenschaft ein Hang inne, den eigenen Rahmen zu sprengen. Wenn der amerikanische Genforscher Dean Hamer, der der entsprechenden Abteilung des National Cancer Institute in Washington D. C. vorsteht, Recht hat, dann ist auch für unsere Religiösität ein bestimmtes Gen verantwortlich, nämlich VMA T2 (hierzu Hamer 2004). Hamer, der 1993 schon einmal das für männliche Homosexualität verantwortliche Gen gefunden zu haben glaubte, hat mit dieser Behauptung freilich nicht nur religiöse Eiferer gegen sich, sondern auch jene Forscherinnen und Forscher, denen die Rückführung komplexer Phänomene auf einen alleinig-genetischen Hintergrund nicht behagt.

Andererseits hat auch die Genforschung ihr Gegengewicht. Denn wie der Epidemiologe Michael Marmot in einer sozialmedizinischen Studie nachwies, stellt die soziale Position – und zwar das Ansehen, man könnte sagen: der Ruhm, und nicht etwa allein das Geld – einen eindeutigen Prädiktor für eine höhere Überlebensrate dar (Marmot 2004). Dies scheint weltweit zu gelten und relativiert unsere Sicht genetischer Prädispositionen erheblich. Bestimmte Statusgewinne sind nämlich, so Marmot, gesundheitlich gleichbedeutend mit der Möglichkeit, Herzkrankheiten für sich selber komplett ausschließen zu können.

Hier knüpft eine für die Hypnotherapie wesentliche Fragestellung an. Wenn nämlich die soziale Anerkennung und damit die höheren Freiheitsgrade hinsichtlich der Lebensführung es sind, die uns gesünder machen – bedeutet das nicht, dass das Nutzen innerer, noch unbewusster Freiheitsgrade ein Gesundungskriterium ersten Ranges ist? Eines womöglich, das soziale Veränderungen nach sich zöge?

Ausstieg: Der Therapeut als Vermittler und Verwirrer

In der ersten Auflage dieses Buchs hatte dieser Abschnitt den Titel „Der Therapeut als Mittler zwischen Körper und Geist“. Wenn ich hier davon abweiche und stattdessen, wie auch bei Yapko und bei Gilligan, der Endbetrachtung eine Ambivalenznote verleihe, dann hat dies nicht zuletzt den Grund, dass die Mittlerschaft zwischen Körper und Geist seit dem Emporkommen der Neurowissenschaften nahezu Common Sense geworden ist und dass man Rossi Unrecht täte, wollte man ihn bloß hier einreihen. Tatsächlich ist er ein großer Vermittler auf vielen Ebenen, ein verwirrender freilich auch mitunter.

Revenstorf und Prudlo (1994) schreiben über das Verhältnis von Hypnotherapie und Psychosomatik:

„Hypnotherapie nimmt in gewisser Hinsicht einen Sonderstatus unter den Therapieformen ein. Sie ist von den anthropologischen Prämissen her eine humanistische Psychotherapie, ohne forschungsfeindlich zu sein, wie die Gestalttherapie. (…) Sie ist außerdem eine medizinische Behandlungsmethode, die sich dabei psychologischer Mechanismen bedient, und eine psychologische Behandlungsmethode, die ohne Kenntnis somatischer Mechanismen nicht angewandt werden kann. Sie stellt ein Bindeglied zwischen beiden Aspekten der psychosomatischen Behandlung dar“ (S. 216–217).

Wenn man diese Zeilen in Verbindung bringt zu Rossis Werk, dann könnte man versucht sein zu sagen: Rossis Hypnotherapie ist die Methode der Wahl für eine menschenfreundliche Psychosomatik. Und man könnte weiter mutmaßen, dass diese Arbeit doch wohl überaus schwer sein müsse. Da ist es wohltuend zu hören, dass Rossi selbst gegenüber der Frage, ob psychotherapeutisches Arbeiten riskant sei, eine lässige Haltung einnimmt. Befragt, ob er nicht gelegentlich Angst habe, bei schwierigen PatientInnen etwas falsch zu machen oder sonst wie in die Klemme zu geraten, soll er sinngemäß entgegnet haben: „Warum soll ich mich fürchten? Ich betrachte die Lage, ich sehe, was zu tun ist, und das tue ich dann." Mich erinnern diese Sätze an eine Anekdote, die über den Renaissance-Maler Giotto erzählt wird, welcher einst, freihand einen vollkommenen Kreis zeichnend, gesagt haben soll: „Das war leicht."

Mehr ist es also nicht? Nein, mehr ist es nicht, vorausgesetzt man ist bereit, ein Lebenswerk immerfort als ein Weiterschreiten zu begreifen, in dem Sicherheit hier und Unausgereiftheit dort gut koexistieren können. Dass therapeutisches Wissen, Intuition und wissenschaftliche Bildung zusammenkommen müssen, um dergleichen zu können, ist für Rossi vermutlich selbstverständlich. Und derselbe Therapeut, der die eben zitierten coolen Sätze aussprach, betont andererseits vehement, wie autonom und frei PatientInnen seien, und dass man sie keinesfalls in Zustände versetzen könne, die sie nicht selbst wünschten. Was auch bedeutet, dass er sich nicht als einen therapeutischen „Macher" begreift, sondern vielleicht eher als einen kundigen Dienstleister, der sein Angebot auf eine feine, wohl fundierte und respektvolle Weise unterbreitet.

Daneben steht aber der – wohl unterschätzte – Theoretiker. Keines von Rossis neuen Büchern (und auch *Mind-Body Therapy* nicht) ist ins Deutsche übertragen worden. Ein Lektor, bei dem ich dies anmahnte, erläuterte mir, Rossi schreibe einfach zu schlecht. Ja, gewiss – ein Stilist ist er nicht. Und auch als „Zwischenmensch" kommt er eher trocken daher. Aber sein Mut im Anpacken von Themen, die zunächst mal nicht zwingend als „psychotherapeutisch" angesehen würden, ist allemal Grund genug, seiner Arbeit mehr Verbreitung zu wünschen.

Oder ist die Entwicklung über manche Vorstöße längst hinweggegangen? Hat sie – schlimmer noch – banalisiert? Auch aus dem *Focus* (38/2003) brüllt es heutzutage MIND-BODY, so als würde man dort nicht gerade jede feinere Erkenntnis zerstören, indem man sie sich aneignet … Konsequent ist dann in der zitierten Ausgabe auch viel vom „Programmieren" die Rede, und alles geht am Ende nicht über Voltaire hinaus, der bereits (klüger) aussprach, er habe sich entschieden, glücklich zu sein, da es gut sei für die Gesundheit …

Ja, vielleicht ist Banalisierung tatsächlich der Preis, den man gelegentlich für die stille und namenlose Verbreitung von Inhalten zahlt. Und doch sind diese Inhalte es möglicherweise wert, auf dem

Umweg auch über die Verflachung publik zu werden. Hat Gilligan, so könnte man abschließend sagen, unsere Wahrnehmung verbreitert und gezeigt, dass Hypnotherapie ein philosophisches Potenzial in sich trägt und an die Philosophie des Ostens anknüpfen kann, so ist Ernest Rossi ein Mittler zwischen dem „Oben" und dem „Unten" des Heilens. „Unten" insofern, als er psychisches Heilen im Allgemeinen und die Heilung in Trance im Besonderen auf eine biologische Grundlage stellte. Das „Oben" finden wir demgegenüber dort, wo Rossi auf eine spirituelle Dimension zu sprechen kommt, welche sich etwa in Träumen manifestiert. Hier, wo man bei Rossi die Tradition C. G. Jungs spürt, weist er über die Biologie, die er eben zu erschließen begann, schon wieder hinaus.

Nachbemerkung

Nun ist dieses Buch zum zweiten Mal an sein vorläufiges Ende gelangt. Es schien mir offenkundig, dass es nicht lohnte, nur die Ausführungen zu Rossi, Gilligan und Yapko zu aktualisieren. Vielmehr wollten auch die in den ersten Band eingearbeiteten Informationsfelder zu den Neurowissenschaften, dem Konstruktivismus-Diskurs in der Philosophie, den herrschenden Psychotherapie-Trends und der Kunst neu arrangiert werden.

Modernes Leben gründet auf Ideen, aber diese Ideen sind natürlich selbest dem Leben entwachsen. Man sagt, kein Autor sei je mit einem Buch ganz zufrieden. Mir geht es auch so. Was habe ich nicht alles weggelassen, das von Bedeutung gewesen wäre: glänzende Notate von Stephen Gilligan, bemerkenswerte Aufsätze von Michael Yapko und, ach, alle die biochemischen Einzelheiten, welche Ernest Rossi so säuberlich aufführt. Was konnte alles nicht mehr diskutiert werden: Verbindungen zur Systemischen Therapie, Rückverweise auf die Geschichte der Hypnose und ethnologische Studien zu den Trance-Riten anderer Völker. Schlussendlich die Kritik: Mancher wird einwenden, Gilligan banalisiere Jung, Yapko verzerre die Idee vom „inneren Kind" nach seinem eigenen Missverständnis und Rossi stelle mit dem Modell der „ultradianen Heilrhythmen" eine biologische Theorie auf, die er nicht begründen könne.

Stoff genug mithin für viele weitere Seiten. Andererseits macht die Absicht, die diesem Buch zugrunde lag, nämlich Einführung in neue Konzepte, Anwendung auf konkrete Fälle und Diskussion im Kontext anderer Wissenschaften zugleich zu sein, das Auslassen alles dessen, was nicht unbedingt dazu muss, nötig. Wer ganz und gar über Gilligan, Yapko oder Rossi Bescheid wissen will, der wird ohnedies die Originale lesen. Und wer mehr über Neurowissenschaften oder Paul Feyerabends Beiträge zur Erkenntnistheorie erfahren will, der oder die wird sich an die Literaturhinweise halten und hier weitergraben.

Kurt Lewin hat gesagt, nichts sei so praktisch wie eine gute Theorie (ich zitiere nach Metzger 1982). Für die Hypnotherapie könnte man heute die Umkehrung dieses Satzes benutzen: Nichts bringt so viel Theorie (und so viele Fragen) hervor wie eine funktionierende Praxis. Zu viel vielleicht? Die Modelle, welche wir auf den vorangegangenen Seiten durchspielten, haben Sie, liebe Leserin und lieber Leser, hoffentlich bereichert und angeregt – vielleicht aber auch etwas ratlos gemacht. Wie sollen wir nun umgehen mit all jenen Modellen, von denen wir gehört haben, und was davon ist „richtig"?

In mancher Hinsicht scheint es, als seien die Hervorbringungen Rossis, Gilligans und Yapkos untereinander kontrovers. Wie passen Yapkos Überlegungen hinsichtlich des suggerierten Missbrauchs zu Rossis Modell vom zustandsabhängigen Lernen? Ist Gilligans Methode des „Zentrierens" gleichbedeutend mit der inneren Modulation, von der Rossi spricht? Hat Yapkos Idee von der Psychotherapie als einer Kunst mehr als nur Ähnlichkeit mit Gilligans Neigung zur Poesie, oder meinen beide etwas anderes?

Im Nachwort zur ersten Auflage nannte ich es an dieser Stelle beruhigend zu wissen, dass die drei Söhne Ericksons, deren Ideen wir diskutierten, einander offenbar nicht als Konkurrenten empfänden. Soeben hatte Ernest Rossi Gilligans letztes Buch als ein Werk gerühmt, welches „unser Bewusstsein erleuchten" könne. Gilligan pries, wie wir hörten, Yapkos innovative Vorschläge zur Therapie der Depression. Umgekehrt zitierte Yapko in den Dankesworten zu Beginn seiner Bücher stets den Kollegen Gilligan. Man konnte also wohl davon ausgehen, dass alle drei Erneuerer Beitragende sind zu einem größeren Projekt, welches ist: Die Hypnotherapie als umfassende und zeitgemäße Psychotherapieform weiterzuentwickeln.

Andererseits – man müsste auch erwähnen, dass es da ein Zerwürfnis gab über die Rezension, die Steve Gilligan zu Yapkos *The Suggestion of Abuse* verfasste. Und es fällt schon auf, dass Yapko, wenn er den genetischen Hintergrund der Depression erkundet, den Gen-Freak Rossi mit seinen Perspektiven unerwähnt lässt. Nie würde Yapko auch, erklärte er mir einmal, selbst den Begriff „Hypnotherapie" verwenden, er sei ihm zu schwammig und überdies bevorzuge er die Kombination von kognitiver Verhaltenstherapie mit Hypnose

– eine Kombination, die mir selber aufgrund ihres einschränkenden Charakters sanfte Schauer über den Rücken schickt. Dass endlich Gilligan den Begriff „Selbstbeziehungspsychotherapie“ dem Begriff „Hypnotherapie“ überordnet, nützt wohl nicht einmal seiner Außendarstellung. Denn bei allem Neuen ist es doch das hypnotherapeutische Grundverständnis über die Wirksamkeit von Suggestion, das Hilfreiche im Unbewussten und die Komplexität der Trance, das auch seine Arbeit kennzeichnet. Noch eine Therapieform mehr von anderen abgrenzen zu müssen erscheint da eher von Nachteil.

Etwas überspitzt gesagt, repräsentierten die drei hier umrissenen „Figuren“ jeweils eine der drei hypnotherapeutisch bedeutsamen Zonen: Gilligan die Trancearbeit, in der es etwa möglich ist, zwei unterschiedliche Altersstufen im Kontakt miteinander zu halten. Yapko die Suggestion in ihren positiven (Überwindung von Depressionen durch Perspektivenaufbau) und negativen (suggerierte sexuelle Missbräuche) Möglichkeiten. Rossi das Unbewusste, mit dem über ideomotorische Zeichen kommuniziert wird.

Nicht ausdrücklich erwähnt habe ich, dass es gerade im deutschen Sprachraum spannende Erweiterungen des hypnotherapeutischen Feldes zu betrachten gibt. Liz Lorenz-Wallachers Arbeit mit Schwangeren und Gebärenden (2003) etwa, Christian Zieglers Beiträge zur Therapie der Pubertätsmagersucht (2004; übrigens existiert auch eine frühe Arbeit von Yapko (1986) zu diesem Thema, in der eine Mischung von direkten und indirekten hypnotischen Strategien bei Anorexie postuliert wird) oder Hanne Seemanns Entwürfe zur Behandlung von *Kopfschmerzkindern* (2002). Und meine eigenen Vorstöße hinsichtlich der Therapie der Psychosen will ich auch nicht verschweigen (Milzner 2001). Nehmen wir hinzu, was sich etwa in Frankreich tut, und betrachsten dann auch, was an hypnotherapeutischer Tradition nahezu verleugnet wird (die russischen Beiträge etwa), dann scheint es an der Zeit zu sein, den Blick ein wenig zu wenden und sich auch in anderen Kulturen als der amerikanischen umzublicken – nicht zuletzt wohl in der europäischen, die einem Mitglied der amerikanischen Regierung noch kürzlich so veraltet erschien.

Eines kann, so viel scheint sicher, kein Beitrag zur Hypnotherapie mehr leisten, nämlich den Wunsch nach einem schlüssigen, in sich runden System zu erfüllen. Alle hier aufgetretenen Praktiker und

Theoretiker haben ihre eigenen Erfahrungen, ihre eigene Logik, ihre eigene Philosophie und ihre eigene Ästhetik, aus der heraus sie schaffen – sie kreieren gewissermaßen Collagen anstelle von Systemen, basierend auf gedanklichem Experiment und praktischer Anwendung.

Doch nicht nur die Beiträge Gilligans, Rossis und Yapkos lassen sich als Collagen begreifen. Dasselbe trifft auch auf die Hypnotherapie als Ganzes zu. Sie ist, stärker als andere Therapieformen, eine „Sowohl-als-auch"-Therapie. Bongartz und Bongartz (1998) etwa erklärten, die Arbeit mit Hypnose erlaube stets beides – die Aufarbeitung der Problemgenese in der Kindheit und die Auflösung des aktuellen Problems. Das „Sowohl-als-auch" fortschreibend, können wir weiter sagen: Hypnotherapie ist sowohl östlicher Philosophie als auch westlicher Naturwissenschaft verpflichtet. Sie basiert sowohl auf klinischer Erfahrung als auch auf experimentellen Befunden. Sie steht dem Neurolabor ebenso nahe wie der Zone schamanischer Rituale. Und endlich, zum wiederholten Mal: Sie ist sowohl Wissenschaft als auch Kunst.

Am Ende mag nun Raum sein für etwas Privates, Politisches, Therapeutisches. Ich selbst bin auch ein Sohn, und ein wenig ist dies ein Buch der Sohnschaft gewesen und geworden. Was ich als Hypnotherapeut einmal lernte, konnte ich in einer dramatischen Zeit anwenden, als mein Vater im Koma lag und ich ihm zu helfen vermochte, es zu verlassen. Außerhalb des Zeitfensters, in einer jener Kliniken, die SchlaganfallexpertInnen sofort nennen, wenn es um die richtige Adresse geht – und wo es weder NeuropsychologInnen gab noch Leute, die etwas mit ideomotorischer Kommunikation anfangen konnten, was wohl normal ist und deswegen zur Kritik keinen Anlass gibt, nur zum Schulterzucken.

Gegenwärtig ist es nun diese Zone, die Zone der Neurowissenschaften, die den therapeutischen Diskurs zu beherrschen beginnt. Das birgt Potenziale (kompetenterer Umgang mit unserem beigegebenen Selbstwissen?) und Gefahren (nur noch Therapie, deren Wirkungen man im Labor belegen kann?). Um sich dieser neuen Herausforderung zu stellen scheint mir keine Therapieform so geeignet zu sein wie eben die Hypnotherapie mit ihrem ganz unverhohlenen „Sowohl-als-auch". Sie könnte die Rolle der Suggestion bei der Entstehung von Krankheiten ebenso aufdecken (Blech 2003) wie

Brücken zur Neurologie schlagen (Raz 2003). Sie wird es möglicherweise auch einmal erlauben, Probleme zu lösen, über deren Hintergrund wir gar nichts wissen, bei denen wir aber darauf vertrauen können, dass unsere Klientinnen und Klienten alles notwendige Verstehen in ihren Gehirnen mit sich herumtragen.

Literatur

Alexander, F. (1950): Psychosomatische Medizin. Grundlagen und Anwendungsgebiete. Berlin (De Gruyter).

Alman, B. M. u. P. T. Lambrou (1996): Selbsthypnose. Ein Handbuch zur Selbsttherapie. Heidelberg (Carl-Auer), 5. Aufl. 2003.

Annaud, J.-J. (2004): „Eine Reise in die eigene Kindheit." *Die Tageszeitung*, Ausgabe vom 16. September, S. 15.

Bandler, R. u. J. Grinder (1984): Therapie in Trance. Hypnose: Kommunikation mit dem Unbewussten. Stuttgart (Klett-Cotta).

Bandler, R. u. J. Grinder (1985): Reframing. Ein ökologischer Ansatz in der Psychotherapie (NLP). Paderborn (Junfermann).

Barber, T. X. (1983): Hypnosuggestive techniques. Two day professional training program. Syracuse, NY (Evaluation Research Associates).

Berne, E. (1975): Was sagen Sie, nachdem Sie „Guten Tag" gesagt haben? Psychologie des menschlichen Verhaltens. München (Kindler).

Blech, J. (2003): Die Krankheitserfinder. Wie wir zu Patienten gemacht werden. Frankfurt am Main (Fischer).

Bliersbach, G. (2004): Rituale. Was das Leben zusammenhält. *Psychologie heute* 4: 20–27.

Bongartz, W. u. B. Bongartz (1993): Gelöst nach 170 Jahren? Ein Fall sexuellen Missbrauchs im frühen Mesmerismus. *Experimentelle und klinische Hypnose* 9 (1): 21–25.

Bongartz, W. u. B. Bongartz (1998): Hypnosetherapie. Göttingen (Hogrefe).

Bradshaw, J. (1992): Das Kind in uns. Wie finde ich zu mir selbst. München (Droemer Knaur).

Bradshaw, J. (1997): Familiengeheimnisse. München (Kösel)

Chapsal, M. (1989): Französische Schriftsteller intim. München (Matthes & Seitz).

Cheek, D. B. (1994): Hypnosis. The application of ideomotor techniques. Boston/Toronto (Allyn and Bacon).

Cheek, D. B. a. L. M. LeCron (1968): Clinical hypnotherapy. New York (Grune & Stratton).

Cremerius, J. (1951): Psychotherapie als Kurzbehandlung in der Sprechstunde. München (J. F. Lehmanns).

Crick, F. (1994): Was die Seele wirklich ist. Die naturwissenschaftliche Erforschung des Bewusstseins. München (Artemis und Winkler).

Csikszentmihalyi, M. (2004): „Neun Minuten pro Patient". *Focus* 7: 126–127.
Damasio, A. (1997): Descartes' Irrtum. Fühlen, Denken und das menschliche Gehirn (3. Aufl.). München/Leipzig (List).
Damasio, A. (2003): Der Spinoza-Effekt. Wie Gefühle unser Leben bestimmen. München (List).
Derrida, J. (2004): Marx and Sons. Frankfurt am Main (Suhrkamp).
de Shazer, S. (2002): Der Dreh. Überraschende Wendungen und Lösungen in der Kurzzeittherapie. Heidelberg (Carl-Auer), 8. Aufl. 2004.
Dürckheim, K. Graf (1985): Mein Weg zur Mitte. Gespräche mit Alphonse Goettmann. Freiburg (Herder).
Eberwein, W. (1993): Wanderungen in der Traumwelt. Die naturalistische Methode der Hypnokatharsis nach E. L. Rossi. *Experimentelle und klinische Hypnose* 9 (1): 51–70.
Eberwein, W. (2004): Macht Magie Wirklichkeit? Humanistische Hypnosetherapie zwischen Empirie und Esoterik. *Suggestionen* 2: 5–16.
Eibl-Eibesfeld, I. (1973): Der vorprogrammierte Mensch. Das Ererbte als bestimmender Faktor im menschlichen Verhalten. Wien (Molden).
Erickson, M. H. u. E. L. Rossi (1991): Der Februarmann. Persönlichkeits- und Identitätsentwicklung in Hypnose. Paderborn (Junfermann).
Erickson, M. H., E. L. Rossi u. S. L. Rossi (1978): Hypnose. Induktion – Psychotherapeutische Anwendung – Beispiele. München (Pfeiffer).
Festinger, L. (1957): A theory of cognitive dissonance. Stanford (Stanford University Press).
Feyerabend, P. (1984): Wissenschaft als Kunst. Frankfurt (Suhrkamp).
Feyerabend, P. (1986): Wider den Methodenzwang. Frankfurt (Suhrkamp).
Fischedick, H. (2004): Die Kraft der Rituale. Lebensübergänge bewusst erleben und gestalten. Stuttgart (Kreuz).
Florey, E. (1988): Franz Anton Mesmers magische Wissenschaft. In: G. Wolters (Hrsg.): Franz Anton Mesmer und der Mesmerismus. Wissenschaft, Scharlatanerie, Poesie. Konstanz Universitätsverlag), S. 11–40.
Francia, L. (2002): Die Sprache der Traumzeit. Kunst und Magie. München (Frauenoffensive).
Frankl, V. (1977): … trotzdem Ja zum Leben sagen. Ein Psychologe erlebt das Konzentrationslager. München (dtv).
Fröhling, U. (1996): „Vater unser in der Hölle". Seelze (Kallmeyer'sche Verlagsbuchhandlung).
Gilligan, S. G. (1983): Effects of emotional intensity on learning (Dissertation Abstracts, 43, 4177). Stanford University.
Gilligan, S. G. (1987): Therapeutic trances: The cooperation principle in ericksonian hypnotherapy. New York (Brunner/Mazel).
Gilligan, S. G. (1988): Psychosomatisches Heilen in der Erickson'schen Hypnotherapie. *Hypnose und Kognition* 5 (1): 25–33.
Gilligan, S. G. (1991): Therapeutische Trance. Das Prinzip Kooperation in der Ericksonschen Hypnotherapie. Heidelberg (Carl-Auer), 4. Aufl. 2005.

Gilligan, S. G. (1995a): Self-relations psychology. Live-Demonstration [Videokassette der video-cooperative-ruhr].
Gilligan, S. G. (1995b): Aliens vs shadow selves: The self's psychological immune system [Videokassette der video-cooperative-ruhr].
Gilligan, S. G. (1995c): Rituelle Übergänge in neue Identitäten. *Hypnose und Kognition* 12 (1): 25–39.
Gilligan, S. G. (1996): A river runs through it: The relational self in psychotherapy. In: B. Peter, B. Trenkle, F. C. Kinzel, C. Duffner a. A. Iost-Peter (eds.): Munich lectures on hypnosis and Psychotherapy. München (M. E. G.-Stiftung), pp 195–209.
Gilligan, S. G. (1997): The courage to love. Principles and practices of self-Relations Psychotherapy. New York (Norton).
Gilligan, S. G. (1999): Liebe dich selbst wie deinen Nächsten. Die Psychotherapie der Selbstbeziehung. Heidelberg (Carl-Auer), 2. Aufl. 2004.
Gilligan, S.G. (2002): The legacy of Milton H. Erickson: Selected papers of Stephen Gilligan. Santa Cruz (The NLP U Press).
Goldner, C. (2000): Die Psycho-Szene. Aschaffenburg (Alibri).
Habermas, J. (2003): Die Zeit hatte einen doppelten Boden. Der Philosoph Theodor W. Adorno in den fünfziger Jahren. Eine persönliche Notiz. *Die Zeit* 37: 45–46.
Hamer, D. (2004): The god gene. How faith is hardwired into our genes. New York (Doubleday).
Heinrichs, H.-J. (1995): Ist der Selbstversuch in Homöopathie und Psychoanalyse entschieden genug? In: R. G. Appell (Hrsg.): Der verwundete Heiler. Heidelberg (Haug), S. 171–183.
Heinze, H.-J. (1998): Multimediale Performance: Hirnbilder. (Vortrag, gehalten während des 2. Kongresses über „Die Wirklichkeit des Konstruktivismus – Weisen der Welterzeugung" Heidelberg, 30.4.–3.5. 1998.
Hildebrandt, G., M. Moser u. M. Lehofer (1998): Chronobiologie und Chronomedizin. Biologische Rhythmen – medizinische Konsequenzen. Stuttgart (Hippokrates).
Hilgard, E. R. (1965): Hypnotic suspectibility. New York (Harcourt Brace Jovanovich).
Hillman, J. u. Ventura, M. (1993): Hundert Jahre Psychotherapie – und der Welt geht's immer schlechter. Solothurn/Düsseldorf (Walter).
Hoff, D. G. (1996): So bezwinge ich meinen Schmerz – Leidensweg einer Zwangsneurotikerin. (Vortrag, gehalten während der 18. Tagung der Deutschen Gesellschaft für Hypnose e. V., Bad Lippspringe, 3.–6. Oktober 1996).
Hollywood, A. u. G. Milzner (2003): Kunstschmerztherapie. annette hollywood spricht im Rahmen des Projekts hollywood art history mit dem Kunstschmerztherapeuten Georg Milzner über das Bild von KünstlerInnen in der Mediengesellschaft [Video, zu beziehen über die Künstlerin oder den Autor].

Jaeggi, E. (2004): „Viele Psychotherapeuten wollen zu gut sein." Ein Gespräch mit Ulfried Geuter. *Psychologie heute* 4: 50–53.

Jaspers, K. (1913): Allgemeine Psychopathologie.Berlin (Springer).

Jung, C. G. (1986): C. G. Jung im Gespräch. Interviews, Reden, Begegnungen. Zürich (Daimon).

Jung, C. G. (1995): Analytische Psychologie. Nach Aufzeichnungen des Seminars 1925. Solothurn/Düsseldorf (Walter).

Kaplan-Solms, K. u. M. Solms (2003): Neuro-Psychoanalyse. Eine Einführung mit Fallstudien. Stuttgart (Klett-Cotta).

Kennerley, H. (2003): Schatten über der Kindheit. Wie sich frühe psychische Traumata auswirken und wie man sie bewältigt. Bern (Huber).

Korte, B. (1993): Die einzige Motivation, Mathematik zu betreiben, ist Ästhetik. *Kunstforum* 124: 103–110.

Kruse, P. (1995): Hypnose: kein Hokuspokus. Ein Interview von Luise Wagner-Roos. *Focus* 41: 225.

Lau, J. (1997): Hystorischer Fortschritt. Nachrichten aus der Psychoszene. *Die Zeit* 25: 45–46.

Leary, T. (1982): Politik der Ekstase. Volksverlag (Linden).

Linke, D. B. (2003a): Medientheorie, Hirnforschung und die Aufnahme der Türkei. Köln (Verlag der Buchhandlung Walther König).

Linke, D. B. (2003b): Religion als Risiko. Geist, Glaube und Gehirn. Reinbek (Rowohlt).

Loftus, E. F. (1992): Erinnerung und Wahrheit. *Psychologie heute* 12: 25–27.

Lorenz, D. (1996): Freud, der Erzähler. Die Geburt der Psychoanalyse aus dem Geist der Literatur. *Psychologie heute* 10: 58–65.

Lorenz-Wallacher, L. (2003): Schwangerschaft, Geburt und Hypnose. Selbsthypnosetraining in der modernen Geburtsvorbereitung. Heidelberg (Carl-Auer).

Marks, S. (2003): War der Nationalsozialismus eine „hypnotische" Bewegung? Wenn ja, wirkt dies heute noch nach? *Hypnose und Kognition* 20 (1/2): 187–202.

Marmot, M. (2004): The status syndrome. How social standing affects our health and longevity. New York (Bloomsbury).

Martynkewicz, W. (1999): C. G. Jung und Sabrina Spielrein. Berlin (Rowohlt).

Maslow, A. (1977): Die Psychologie der Wissenschaft. Neue Wege der Wahrnehmung und des Denkens. München (Goldmann).

Masson, J. M. (1991): Die Abschaffung der Psychotherapie. Ein Plädoyer. München (Bertelsmann).

Mayer, A. (2003): Mikroskopie der Psyche. Die Anfänge der Psychoanalyse im Hypnose-Labor. Göttingen (Wallstein).

Meichenbaum, D. (1986): Warum führt die Anwendung der Imagination in der Psychotherapie zur Veränderung? In: J. L. Singer u. K. S. Pope (Hrsg.): Imaginative Verfahren in der Psychotherapie. Paderborn (Junfermann), S. 453–468.

Metzger, W. (1982): Gestalttheorie im Exil. In: Kindlers „Psychologie des 20. Jahrhunderts". Band 1: Geistesgeschichtliche Grundlagen. Weinheim/Basel (Beltz), S. 659–683.

Miller, A. (2004): Die Revolte des Körpers. Frankfurt am Main (Suhrkamp).

Milzner, G. (1995): Die Provinz endigt in Rom. Hinweise auf Pier Paolo Pasolinis „Petrolio". *Am Erker. Zeitschrift für Literatur* 29: 65–73.

Milzner, G. (1996a): Das Unbewusste und die Gynäkologie. Assoziationen zu David Cheek. *Experimentelle und klinische Hypnose* 12 (2): 169–173.

Milzner, G. (1996b): Was ist Hypnotherapie? Überlegungen und Thesen zur Lage der Hypnotherapie als einer eigenständigen Therapieform. *Experimentelle und klinische Hypnose* 12 (1) 73–88.

Milzner, G. (1999a): „Bist du auch einer von Ericksons Söhnen?" Ein Seminar bei Robert Dilts. *Suggestionen* 1: 48–49.

Milzner, G. (1999b): Schmerz und Trance. Die Hypnotherapie von Schmerzsyndromen. Bd. 1: Theorie und Transfer. Heidelberg (Carl-Auer).

Milzner, G. (1999c): Schmerz und Trance. Die Hypnotherapie von Schmerzsyndromen. Bd. 2: Fallgeschichten und Interventionen. Heidelberg (Carl-Auer).

Milzner, G. (2001): Die Poesie der Psychosen. Zur Hypnotherapie des Verrücktseins. Bonn (Psychiatrie-Verlag).

Mitscherlich, A. (1966): Krankheit als Konflikt (Studien zur psychosomatischen Medizin 1). Frankfurt (Suhrkamp).

Mitscherlich, A. (1967): Krankheit als Konflikt (Studien zur psychosomatischen Medizin 2). Frankfurt (Suhrkamp).

Moser, U. (1997): „Wunderangstmacht" und „Abschiedsgrat" – lyrische Mikrowelten. *Psyche* 8: 739–762.

Munthe, A. (1931): Das Buch von San Michele. Leipzig (List).

Nestmann, F. (1996): Psychosoziale Beratung – ein ressourcenorientierter Entwurf. *Verhaltenstherapie & psychosoziale Praxis* 28 (3): 359–376.

Niejenhuis, E. (1999): Somatoform dissociation. Phenomena, measurement, and theoretical issues. Assen (Van Gorcum).

Nitsche, E. M. (1996): Tarot der Trance. Burgdorf (Burk).

Nüsslein-Volhard, C. (2004): Das Werden des Lebens. Wie Gene die Entwicklung steuern. München (Beck).

Ofshe, R. u. E. Watters (1996): Die missbrauchte Erinnerung. Von einer Therapie, die Väter zu Tätern macht. München (dtv).

Olvedi, U. (1992): Frauen um Freud. Freiburg (Herder).

Orne, M. (1979): The use and misuse of hypnosis in court. *International Journal of Clinical and Experimental Hypnosis* 27: 311–341.

Orne, M. (1983): Kann man mit Hypnose jemanden dazu zwingen, etwas zu tun, was er sonst nicht tun würde? *Experimentelle und klinische Hypnose* 1 (1): 19–33.

Parin, P. (1992): Rede zur Verleihung des Literaturpreises 1992 der Internationalen Erich Fried Gesellschaft für Literatur und Sprache Wien, 3. Mai 1992. Abgedruckt in: *Psychosozial* 1 (53): 126–131.

Pfaller, P. (1997): Die Sektenkinder. *Elle* 2: 155–160.

Phillips, M. u. C. Frederick (2003): Handbuch der Hypnotherapie bei posttraumatischen und dissoziativen Störungen. Heidelberg (Carl-Auer).

Raddatz, F. J. (2003): Unruhestifter. Erinnerungen. München (Propyläen).

Rattner, J. (1990): Klassiker der Tiefenpsychologie. München (Psychologie Verlags Union).

Raz, A. (2002): Hypnosis and neuroscience – a cross talk between clinical and cognitive research. *CH Hypnose Bulletin* 12 (2): 4–16.

Revenstorf, D. u. U. Prudlo (1994): Zu den wissenschaftlichen Grundlagen der klinischen Hypnose unter besonderer Berücksichtigung der Hypnotherapie nach Milton H. Erickson. *Hypnose und Kognition* 11 (1/2): 190–224.

Riedel, I. (2003): Dinos, Zauberer und Engel – Konstellationen des kollektiven Unbewussten oder Modetrends? *Analytische Psychologie* 34 (4): 251–265.

Rossi, E. L. (1972): Dreams and the growth of personality. New York (Brunner/Mazel).

Rossi, E. L. (1985): Unity and diversity in Ericksonian approaches: Now and in the future. In: J. K. Zeig (ed.): Ericksonian psychotherapy. Vol. I: Structures. New York (Brunner/Mazel), pp. 15–29).

Rossi, E. L. (1988): Neue Aspekte der molekularen Grundlagen des psychosomatischen Heilungsprozesses in der therapeutischen Hypnose. *Hypnose und Kognition* 5 (1): 11–23.

Rossi, E. L. (1991a): Die Geist-Körper-Kommunikation und die neuen Möglichkeiten ihrer Nutzbarmachung. In: J. K. Zeig (Hrsg.): Psychotherapie. Entwicklungslinien und Geschichte. Tübingen (DGVT), S. 585–609.

Rossi, E. L. (1991b): Die Psychobiologie der Körper-Seele-Heilung. Neue Ansätze der therapeutischen Hypnose. Essen (Synthesis).

Rossi, E. L. (1994): Hypnose und die neue Homöostase. Auf der Suche nach einem mathematischen Modell für Ericksons naturalistischen Ansatz. *Hypnose und Kognition* 11 (1/2): 167–189.

Rossi, E. L. (1995-1998): Gesammelte Schriften von Milton H. Erickson. 6 Bde. Heidelberg (Carl-Auer).

Rossi, E. L. (1996a): The creative process in naturalistic ultradian hypnotherapy. In: B. Peter, B. Trenkle, F. C. Kinzel, C. Duffner a. A. Iost-Peter (eds.): Munich lectures on hypnosis and psychotherapy. München (M. E. G.-Stiftung), pp. 103–118.

Rossi, E. L. (1996b): The psychobiology of mind-body-healing: The frontier on the symptom path to enlightenment [Videokassette der video-cooperative-ruhr].

Rossi, E. L. (1996c): The symptom path to enlightenment. The new dynamics of self-organization in hypnotherapy: An advancd manual for beginners. pacific palisades (Palisades Gateway Publishing).

Rossi, E. L. (2000a): In search of a deep psychobiology of hypnosis: Visionary hypothesis for a new millenium. *American Journal of Clinical Hypnosis* 42/3, 42/4: 178 – 207.

Rossi, E. L. (2000b): Dreams, consciousness, spirit. The quantum experience of self-reflection and co-creation. Malibu (Palisades Publishing).
Rossi, E. L. (2002): The psychobiology of gene expression: Neuroscience and neurogenesis in hypnosis and the healing arts. New York (Norton).
Rossi, E. L. a. D. B. Cheek (1988): Mind-body therapy. Methods of ideodynamic healing in hypnosis. New York (Norton).
Rossi, E. L. u. D. Nimmons (1993): 20 Minuten Pause: Wie Sie seelischen und körperlichen Zusammenbruch verhindern können. Paderborn (Junfermann).
Rossi, E. L. a. M. Ryan (eds.) (1985): Life reframing in hypnosis. Vol. II.: The seminars, workshops, and lectures of Milton H. Erickson. New York (Irvington).
Roth, G. (1992): Das konstruktive Gehirn: Neurobiologische Grundlagen von Wahrnehmung und Erkenntnis. In. S. J. Schmidt (Hrsg.): Kognition und Gesellschaft. Der Diskurs des radikalen Konstruktivismus 2. Frankfurt (Suhrkamp), S. 277–326.
Roth, G. (1994): Das Gehirn und seine Wirklichkeit. Frankfurt (Suhrkamp).
Roth, G. (2003): Aus Sicht des Gehirns. Frankfurt (Suhrkamp).
Schacter, D. L. (2001) : The seven sins of memory. How the mind forgets and remembers. Boston / New York (Houghton Mifflin Company).
Schaller, G. B. (1973): Unter Löwen in der Serengeti. Meine Erlebnisse als Verhaltensforscher. Freiburg (Herder).
Schwarzer, A. (2003): Alice Schwarzer porträtiert Vorbilder und Idole. Köln (Kiepenheuer & Witsch).
Seemann, H. (2002): Kopfschmerzkinder. Migräne und Spannungskopfschmerz verstehen und psychotherapeutisch behandeln. Stuttgart (Pfeiffer bei Klett-Cotta).
Selye, H. (1988): Stress. Bewältigung und Lebensgewinn. München (Piper).
Singer, W. (1993): Wahrnehmen ist das Verifizieren von vorausgeträumten Hypothesen. *Kunstforum* 124: 128–135.
Singer, W. (2003): Ein neues Menschenbild? Gespräche über Hirnforschung. Frankfurt (Suhrkamp).
Sloterdijk, P. (1996): Selbstversuch. Ein Gespräch mit Carlos Oliveira. München (Hanser).
Soeffner, H.-G. (1993): Die Ordnung der Rituale. Die Auslegung des Alltags. Frankfurt (Suhrkamp).
Somé, M. P. (2000): Die Kraft des Rituals. Afrikanische Traditionen für die westliche Welt. München (Hugendubel).
Stein, M. (2003): Psychoanalyse und Spiritualität. *Analytische Psychologie* 34: 19–34.
Stein, M. B., C. Koverola, C. Hanna, M. G. Torchia, a. B. McClarty (1997): Hippocampal, in women victimized by childhood sexual abuse. *Psychological Medicine* 27: 951–959.
Stender, K. (1994): Die Renaissance der Rituale. *Psychologie heute* 1: 32–37.

Stratenwerth, I. (1997): Teuflische Perversionen. *Die Woche* 6: 35.
Supprian, U. (1993): Chronobiologische Gestalten endogener Psychosen. München (Psychologie Verlags Union).
van der Hart, O. u. E. Niejenhuis (1995): Amnesie für traumatische Erfahrungen. *Hypnose und Kognition* 12 (2): 84–101.
Virilio, P. (1990): Interview. *Kunstforum* 108: 89–92.
Virilio, P. (2004): Die Kamera als Waffe ist das Ende der Fotografie. *Kunstforum* 172: 56–69.
von Weizsäcker, E. U. (2004): Visionär und Wildkräuterkoch. Ein Interview von Gudrun Ambros. *Schrot & Korn* 9: 51–53.
Walker, W. (1998): Abenteuer Kommunikation. Bateson, Perls, Satir, Erickson und die Anfänge des Neurolinguistischen Programmierens (NLP) (2. Aufl.). Stuttgart (Klett-Cotta).
Watkins, J. G. u. H. H. Watkins (2003): Ego-States. Theorie und Therapie. Ein Handbuch. Heidelberg (Carl-Auer).
Watson, S. (1997): Die Beat-Generation. St. Andrä-Wördern (Hannibal).
Watzlawick, P. (1976): Wie wirklich ist die Wirklichkeit? München (Piper).
Watzlawick, P. (1977): Die Möglichkeit des Andersseins. Stuttgart (Huber).
Watzlawick, A. (1985): Hypnotherapy without trance. In: J. K. Zeig (ed.): Ericksonian psychotherapy. Vol. I: Structures. New York (Brunner/Mazel), pp. 5–14.
Weitzenhoffer, A. M. (1994): Erickson und die Einheit des Hypnotismus. *Hypnose und Kognition* 11 (1/2): 5–19.
Werntz, D., R. Bickford, F. Bloom a. S. Shannahoff (1983): Alternating cerebral hemispheric aktivity by alternating autonomic function. *Human Neurobiology* 2: 39–43.
White, T. H. (1976): Der König auf Camelot. Stuttgart (Klett-Cotta).
Wiesendanger, H. (1985): Hypnose im Dienst der Wahrheitsfindung? *Psychologie heute* 4: 38–43.
Wilber, K. (1996a): Eros, Kosmos, Logos. Eine Vision an der Schwelle zum nächsten Jahrtausend. München (Krüger).
Wilber, K. (1996b): Mut und Gnade. München (Goldmann).
Wilber, K. u. A. Grey (2003): Kunst und die integrale Vision. In: Alex Grey (Hrsg.): Transfigurationen. Frankfurt (Zweitausendeins), S. 107–114.
Will, H. (2003): Was ist klassische Psychoanalyse? Ursprünge, Kritik, Zukunft. Stuttgart (Kohlhammer).
Yapko, M. D. (1981): Neuro-linguistic programming, hypnosis, and interpersonal influence (Dissertation Abstracts, 41, 3204). United States International University.
Yapko, M. D. (1985): The erickson hook: Values in ericksonian approaches. In: J. K. Zeig (ed.): Ericksonian Psychotherapy. Vol. I: Structures. New York (Brunner/Mazel), pp. 266–281.
Yapko, M. D. (1986): Hypnotic and strategic interventions in the treatment of anorexia nervosa. *American Journal of Clinical Hypnosis* 28 (4): 224–232.

Yapko, M. D. (1988): When living hurts. Directives for treating depression. New York (Brunner/Mazel).
Yapko, M. D. (1990): Trancework: An introduction to the practice of clinical hypnosis (2nd ed.). New York (Brunner/Mazel).
Yapko, M. D. (1993): Ein Interview mit Aaron T. Beck, M. D. *M.E.G.aPhon* 17: 16–24.
Yapko, M. D. (1994a): Ein Interview mit Albert Ellis. *M.E.G.aPhon* 19: 7–14.
Yapko, M. D. (1994b): The suggestion oft abuse. New York (Simon & Schuster).
Yapko, M. D. (1995a): Essentials of hypnosis. New York (Brunner/Mazel).
Yapko, M. D. (1995b): Accessing resources. Live-Demonstration [Videokassette der video-cooperative-ruhr].
Yapko, M. D. (1995c): Depression und Hypnose. Strategien der Veränderung von depressiven Lebensmustern. München (Pfeiffer).
Yapko, M. D. (1995d): Warum wirken Psychiater immer suggestiv, Doktor Yapko? Ein Interview von Hanna Rheinz. *Frankfurter Allgemeine Magazin* 50 (824): 50–51.
Yapko, M. D. (1996): Fehldiagnose: Sexueller Missbrauch. München (Knaur).
Yapko, M. D. (1999): Hand-me-down-blues. How to stop depression from spreading in families. New York (Golden Books).
Yapko, M. D. (2003): S. O. S. Depression. Schnelle und wirksame Hilfe für Betroffene. 70 Fragen und Antworten. Heidelberg (Carl-Auer).
Zeig, J. K. (Hrsg.) (1991): Psychotherapie. Entwicklungslinien und Geschichte. Tübingen (DGVT).
Zeig, J. K. a W. M. Munion (1999): Milton H. Erickson. London (Sage Publications).
Zeig, J. K. a K. Thompson (1996): David Cheek … a class individual. *Newsletter of the International Society of Hypnosis* 20 (2): 34–35.
Ziegler, C. (2004): Wege aus der Hungerfalle. Hypnotherapeutische Strategien bei Magersucht in der Pubertät. Stuttgart (Pfeiffer bei Klett-Cotta).

Über den Autor

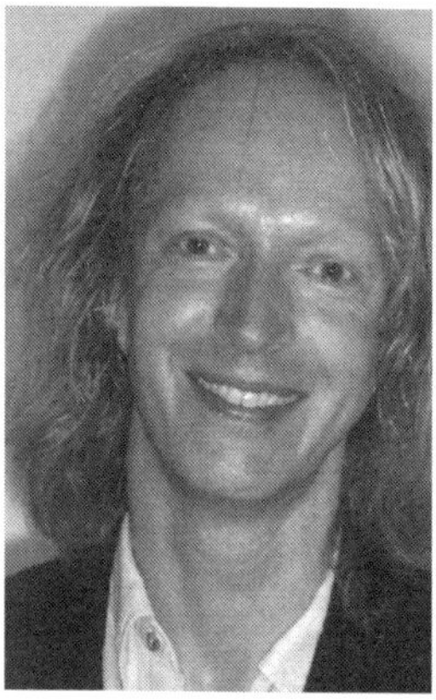

Georg Milzner, Dipl.-Psych., Studium der Psychologie, Verhaltensbiologie und Kunstpädagogik. Weiterbildung u. a. in Verhaltenstherapie, Tiefenpsychologie und Hypnotherapie.

Georg Milzner gehörte von 1998 bis 2002 dem Vorstand der Deutschen Gesellschaft für Hypnose (DGH) an und war von 1999 bis 2003 Chefredakteur der Fachzeitschrift *Suggestionen*. Er arbeitet als Therapeut am Institut für Hypnotherapie in Düsseldorf und im Neuro-Atelier Münster, hielt Vorlesungen an verschiedenen deutschen Hochschulen und ist als Dozent im In- und Ausland unterwegs. Bücher u. a.: *Schmerz und Trance* (2 Bände, 1999), *Shakespeares Konzept* (1999), *Die Poesie der Psychosen* (2001).